Monthly Book

Medical Rehabilitation

編集企画にあたって………

　この1冊で，訪問リハビリテーションで遭遇する困った状況の対応方法がわかるように，臨床にすぐ役立つような解説を揃えた．現場で遭遇する医学的な問題についての解説はもちろんのこと，苦情や虐待などの問題についても取り上げ，多岐にわたる「困った」に対応している．

　各記事のタイトルは，困ったときの「よくある質問」で始まっているので，目次から「これが聞きたかった」という項目を読んでいただけるようになっている．

　訪問リハビリテーションは生活期リハビリテーションであることが多い．身体機能に対する機能訓練を中心とした練習では，急性期や回復期ほどの改善を期待できないことが多い．それにもかかわらず，生活期に目標が明確でない機能訓練を中心としたリハビリテーションが漫然と実施されてきたことが問題視されてきた．生活期に医療職が主体となったマネジメントでは，利用者主体と真逆で，利用者の自立の芽を摘み取ってしまう危険性がある．適応や目標の設定，どうやって修了すればいいかについて，何となくではなく，根拠を持ってマネジメントしたい．

　基本的なマネジメントとして，適応や目標の立て方や修了の進め方や医師の診療内容を解説している．リスク管理として，心不全や誤嚥や身体・認知能力に起因する危険動作，コロナ禍での感染対策についても解説し，さらに，虐待やトラブル（苦情）の考え方と対策についても取り扱った．

　この特集が不得意な領域の強化としてだけではなく，得意な領域の再認識としても利用され，訪問リハビリテーションに携わる方々の理解を深め，役に立てれば幸いである．

2022 年 10 月
和田真一

JN117577

Key Words Index

Writers File

ライターズファイル（50音順）

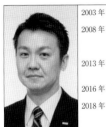

青木雅裕
（あおき まさひろ）

2003年	東京学芸大学教育学部卒業
2008年	医学アカデミー理学療法学科夜間課程卒業 医療法人社団博栄会リハビリテーション科
2013年	株式会社レーベンコミュニティ，浦和リハビリセンター所長
2016年	医療法人幹誠会川久保整形外科クリニック
2018年	MS & ADインターリスク総研株式会社リスクマネジメント第四部医療福祉マーケットグループ

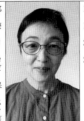

内藤麻生
（ないとう まき）

1988年	弘前大学医療短期大学部理学療法学科卒業
1999年	訪問リハビリテーションに従事
2012年	訪問看護ステーションつぼみを設立
2015年	一般社団法人 日本訪問リハビリテーション協会，理事

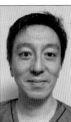

藤原 大
（ふじわら だい）

2002年	東北大学卒業
2002年	宮城厚生協会坂総合病院，泉病院，古川民主病院にて初期研修
2005年	宮城厚生協会坂総合病院リハビリテーション科，医員（後期研修医）
2007年	宮城厚生協会長町病院リハビリテーション科，医員（後期研修医）
2009年	兵庫医科大学リハビリテーション部，非常勤医師（国内留学）
2011年	宮城厚生協会坂総合病院リハビリテーション科，医長
2012年	同，科長
2020年	同，診療部長（現職）

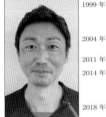

大島 豊
（おおしま ゆたか）

1999年	東京都立医療技術短期大学理学療法学科卒業 医療法人社団明芳会横浜旭中央総合病院リハビリテーション科
2004年	医療法人社団新誠会桜新町リハビリテーションクリニック
2011年	三軒茶屋リハビリテーションクリニック
2014年	国際医療福祉大学大学院医療福祉学研究科医療福祉経営専攻医療福祉ジャーナリズム分野卒業（医療福祉修士）
2018年	医療法人社団三育会三軒茶屋内科リハビリテーションクリニック
2020年	医療法人社団あおい會森山リハビリテーションクリニック

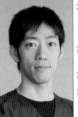

原田 俊
（はらだ しゅん）

2011年	帝京科学大学医療科学部理学療法学科卒業 医療法人社団昌医会葛西昌医会病院リハビリテーション科
2013年	医療法人社団博栄会浮間中央病院リハビリテーション科
2015年	同病院訪問看護ステーション
2016年	医療法人社団双愛会ファミリークリニック蒲田診療技術部リハビリテーション課
2018年	同，係長
2019年	同，課長

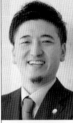

米澤 晃
（よねざわ あきら）

2006年	大阪府立長尾高校卒業
2010年	同志社大学法学部法律学科卒業
2012年	神戸大学法科大学院卒業
2013年	弁護士登録
2015年	法律事務所かなめ（現弁護士法人かなめ）設立

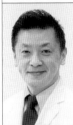

鮫島光博
（さめじま みつひろ）

1998年	東京医科大学卒業 同大学外科学第5講座入局
2001年	徳之島徳洲会病院外科
2004年	近森リハビリテーション病院
2007年	長崎リハビリテーション病院
2011年	昭和大学リハビリテーション医学講座
2012年	世田谷記念病院リハビリテーション科
2014年	医療法人社団輝生会
2018年	医療法人社団ゆみの

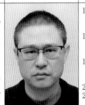

深町唯博
（ふかまち ただひろ）

1993年	千葉大学卒業 同大学第一内科入局・大学病院研修
1994年	千葉県船橋市立医療センター消化器内科・救命救急センター
1997年	千葉大学大学院消化器内科学入学（門脈血行動態）
2001年	同，卒業
2001年	静岡県清水厚生病院内科
2002年	苫小牧東病院内科・リハビリ科
2017年	登別すずらん病院内科・消化器内科・リハビリ科
2022年	同病院，副院長

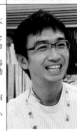

和田真一
（わだ しんいち）

1997年	東邦大学卒業 同大学大森病院胸部心臓血管外科
2004年	川崎幸病院大動脈センター
2007年	昭和大学病院リハビリテーション科
2008年	同大学藤が丘リハビリテーション病院
2011年	同大学医学部リハビリテーション医学講座，医局長
2014年	森山リハビリテーションクリニック
2015年	同クリニック，院長
2016年	帝京大学大学院公衆衛生学研究科修了

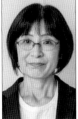

渋谷理恵
（しぶや りえ）

1986年	武蔵野音楽大学音楽学部声楽学科卒業
2013年	臨床福祉専門学校言語聴覚学科卒業
2013年	医療法人社団あおい會森山リハビリテーションクリニック
2022年	すずらんこどもサポートクラブ

Contents

訪問リハビリテーションで使える困ったときの対処法

編集企画／森山リハビリテーションクリニック院長　和田　真一

Monthly Book

MEDICAL REHABILITATION No.281/2022.11 目次

編集主幹／宮野佐年　水間正澄

四季を楽しむ

ビジュアル 嚥下食レシピ

好評書

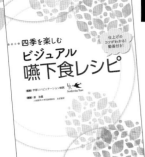

監修	宇部リハビリテーション病院
執筆	田辺のぶか，東 栄治，米村礼子

編集	原 浩貴（川崎医科大学耳鼻咽喉科　主任教授）

2019年2月発行　B5判　150頁　定価 3,960円（本体 3,600円＋税）

見て楽しい、食べて美味しい、四季を代表する22の嚥下食レシピを掲載！
お雑煮からバーベキュー、ビールゼリーまで、イベント食、お祝い食に大活躍！
詳細な写真付きの工程説明と、仕上げのコツがわかる動画で、作り方が見て
わかりやすく、嚥下障害の基本的知識も解説された、充実の1冊です。

食べやすさ，栄養，見た目，味を追及したレシピ！

豊富な写真で工程が見てわかる！

動画付きで仕上げのコツが見てわかる！

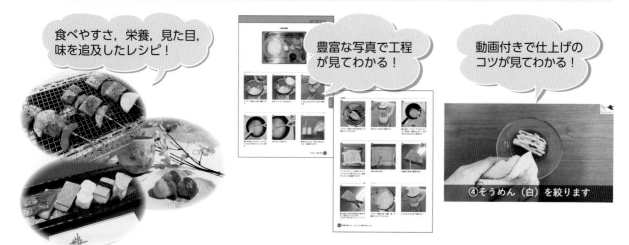

④そうめん（白）を絞ります

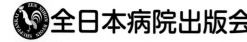
全日本病院出版会
〒113-0033 東京都文京区本郷 3-16-4　Tel：03-5689-5989
www.zenniti.com　　　　　　　　　　　　　　　Fax：03-5689-8030

MB Med Reha No.281：1-5, 2022

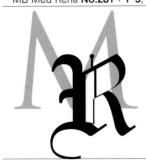

特集／訪問リハビリテーションで使える困ったときの対処法

「どういう状態の人に適しているの？」
「手続きはどう進めればいいの？」
訪問リハビリテーションの適応判断と導入のしかた

和田真一*

Abstract　訪問リハビリテーションは生活動作に課題があり，生活の場である自宅とその周辺の環境でのマンツーマンの練習や指導が，通院や通所で行う練習や指導よりも有効であると見込まれる状態の人が適応である．広義の訪問リハビリテーションは 2 種類あり，療法士が病院，診療所，介護老人保健施設，介護医療院から訪問する狭義の「訪問リハビリテーション」と，訪問看護ステーションから訪問する「訪問看護ステーションからの療法士訪問」がある．訪問リハビリテーションの保険算定様式は，その 2 種類と医療保険・介護保険の 2 種類を掛け合わせた 2×2＝4 種類がある．導入の流れもそれに合わせて 4 種類あることが手続きを複雑にしている要因だと思われる．導入する訪問リハビリテーションは 4 種類のどれであるかを判断することから始めると手続きを進めやすい．

Key words　生活期リハビリテーション（community-based rehabilitation），訪問リハビリテーション（home visit rehabilitation），適応（indication），介護保険（long-term care insurance），医療保険（medical insurance）

訪問リハビリテーションの適応

1．訪問リハビリテーションの適応・対象者

　訪問リハビリテーションの適応は，生活動作に課題があり，生活の場である自宅とその周辺の環境でのマンツーマンの練習や指導が，通院や通所で行う練習や指導よりも有効であると見込まれる状態の人である．目的・課題に合致したリハビリテーションの提供が原則である．ただ，患者・家族の価値観として「自宅に他人が来るのはやめて欲しい」ということもあるので，価値観も含めた相対的な適応になる．

2．適応の誤解：「通院できるなら訪問リハビリテーション利用不可」ではない

　「通院困難」を条件としている訪問診療と同様の考え方で，「訪問リハビリテーションは通院が困難な利用者に対して行われる」という原則がある．そのため，外来・通所リハビリテーションに「通える手段があるから，訪問リハビリテーションを導入してはいけない」と解釈されることがある．しかし，訪問リハビリテーションでできることは，外来・通所リハビリテーションでできることは異なる（表 1）．「訪問リハビリテーションは通院が困難な利用者に対して行われる」という趣旨は，「通院・通所により同様のサービスが担保されるのであれば，通所系サービスを優先すべき」ということである[1]．病院・施設のリハビリテーション室でできるようになった動作が，環境が異なる自宅ではできないということは起こり得る．通院可能かどうかのみで決めるのではなく，自宅の環境でなければできない練習やアドバイスが有効であり，通えたとしても病院・施設の環境では同様の

---

* Shinichi WADA, 〒 142-0054 東京都品川区西中延 1-11-17　森山リハビリテーションクリニック，院長

表 1. リハビリテーションの外来・訪問・通所の違い

	外　来	訪　問	通　所
主な目的動作	環境が変わってもできる一般的な動作	自宅環境での生活に即した動作	全般的な体力向上
療法士の対象者への対応	個別（マンツーマン）	個別（マンツーマン）	集団（個別対応は短時間のみ）

効果が期待できないのであれば，訪問リハビリテーションの適応になる．

外来通院がなんとかできる人でも訪問リハビリテーションが適応になるケースとして，自宅の階段や浴室の出入り動作が課題で，その環境は特殊で病院・施設では再現不能であり，練習に加えて自宅環境の調整のアドバイスも必要な場合などが挙げられる．訪問リハビリテーションであれば在宅生活の課題を解決する見通しがあるにも関わらず，タクシーを使って介助すれば通えるから外来リハビリテーションを利用というのは，利用者にも提供者にも不利益である．

3．適応事例

60代，男性．脳梗塞，右片麻痺．発症から8か月にADL自立レベルで自宅へ退院．退院後2か月，デイサービスのマシントレーニングをしているものの，通所リハビリテーションの希望があり，リハビリテーションの相談で外来受診となった．

診察所見：右片麻痺 Brunnstrom stage 上肢Ⅳ～Ⅴ―手指Ⅳ～Ⅴ―下肢Ⅳ～Ⅴ．分離運動ができるが不十分であり，右上下肢の動作時には他の部分の代償動作が出やすい．歩行はT字杖＋P-AFOで自宅周囲は見守り～最小介助で200m程度可能．

ニーズ：調理ができるようになりたい．自宅周囲で自主的に散歩や買い物をしたい．

アセスメント：本人任せの動作で活動範囲の拡大や体力向上を目指すと，現状では代償動作や過剰な筋緊張が増長され，二次障害をきたす可能性がある．自宅とその周囲の環境での代償動作や過剰な筋緊張をコントロールするマンツーマンの動作指導・セルフエクササイズ指導や環境の調整が必要と判断した．

プラン：自宅とその周囲の生活動作を継続可能な動作に修正しながら，調理などのIADL動作や買い物などの生活範囲を拡大する目的で訪問リハビリテーションを導入した．

訪問リハビリテーション導入の進め方

1．導入の際に押さえておきたい：広義の訪問リハビリテーションは制度上2つ存在

リハビリテーション専門職（療法士：理学療法士，作業療法士，言語聴覚士）が在宅へ赴きリハビリテーションを行うことが広義の訪問リハビリテーションである．しかし，制度上は，病院，診療所，介護老人保健施設，介護医療院（つまり，訪問看護ステーション以外）から療法士が在宅へ赴くものを狭義の「訪問リハビリテーション」としており，訪問看護ステーションから療法士が在宅へ赴いた場合は「訪問看護の一環としての療法士の訪問」という位置づけである（**表2**）．

「訪問看護の一環としての療法士の訪問」は，療法士の専門性を考慮すれば，内容としては狭義の「訪問リハビリテーション」に近いと考えられる．実際に，リハビリテーション専門職による訪問看護を主に提供されている利用者は，看護職員（保健師，看護師，准看護師）による訪問看護が主の利用者よりも運動器の機能向上やADLの維持・低下防止を目的としていることが多く，医療的処置・ケアが少ない[2]．同じ訪問看護でも，リハビリテーション専門職による訪問と看護職員による訪問は専門性が異なるため内容も異なると言える．

2．導入の際に押さえておきたい：狭義の「訪問リハビリテーション」と「訪問看護の一環としての療法士の訪問」のそれぞれのメリット

医療機関などからの狭義の「訪問リハビリテー

表 2. 提供機関別，保険別　療法士の訪問サービス（広義の訪問リハビリテーション）

提供機関 （訪問リハビリ テーション事業所）	医療保険			介護保険		
	訪問の名目	保険算定	1週間の算定 上限	訪問の名目	保険算定	1週間の算定 上限
病院，診療所	訪問リハビリ テーション	在宅患者訪問リ ハビリテーショ ン指導管理料	6単位[※2] （1単位＝20分）	訪問リハビリ テーション	訪問リハビリ テーション費	6回 （1回＝20分）[※1]
介護老人保健施設， 介護医療院						
訪問看護 ステーション	訪問看護の一環 としての療法士 の訪問	訪問看護基本療 養費など	3回[※3] （1回＝30〜90分）	訪問看護の一環 としての療法士 の訪問	訪問看護I5	6回 （1回＝20分）[※1]

[※1]40分連続でリハビリテーションを行うと2回，60分連続で行うと3回とカウントする
[※2]退院直後，急性増悪時などの必要時に条件を満たせば6単位以上の利用が可能
[※3]厚生労働大臣が定める疾病等（表3-b）や特別訪問看護指示書交付時などで4回以上の利用が可能

ション」は，リハビリテーションの立案・計画や，リハビリテーション会議による情報共有などリハビリテーションのマネジメント管理がより充実しているということに利点があり，多職種連携による質のよいリハビリテーションとなると考えられる．一方の「訪問看護の一環としての療法士の訪問」では，看護師との協働が比較的行いやすいというメリットが考えられる．狭義の「訪問リハビリテーション」が地域に少ない場合には，「訪問看護の一環としての療法士の訪問」が広義の訪問リハビリテーションとして活用されると考えられる．また，地域に2つのサービスがある場合には，地域での連携のしやすさや事業所の特性を考慮し，リハビリテーションの目的や導入後の見通しを明確にして，連携する依頼先を考えると良いと思われる．

3．導入のしかた（利用方法）

表2にあるように，訪問リハビリテーションの保険算定様式は，保険制度の2種類と，提供する事業所の2種類を掛け合わせた2×2＝4種類がある．導入の流れもそれに合わせて4種類あることが導入の手続きを複雑にしている要因だと思われる．4種類の導入の流れの概略を表3-aに示した．

訪問リハビリテーションは介護保険で行うことが多い．介護保険で行う訪問リハビリテーションは，医師の指示とケアマネジャーのケアプランのすり合わせが必要なこともあり，必然的に多職種

連携を要する．同一事業所内だけでは完結しない場合が多く，その場合は他事業所との連携が必要になる．

導入を考える際には，本人の病状・経過・身体能力，家族を含めた生活環境，本人・家族の価値観など，入院・外来のリハビリテーションよりも幅広い事象の重要度が高い．導入・継続時に検討する事象をICFの構成要素で考えると，入院・外来リハビリテーションでは「心身機能・身体構造」の比重が大きいが，訪問リハビリテーションでは「活動・参加」「環境因子」「個人因子」の比重が比較的大きいと考えられる．

医療保険で行う訪問リハビリテーションであれば，制度上，導入は医師の指示のみで開始できる．しかし，訪問リハビリテーションは在宅の対象者の「活動・参加」「環境因子」に関わるので，必然的に多職種連携を要する．

4．導入の流れの例：介護保険を利用し，診療所からの訪問リハビリテーション（表3-aの○数字に対応）

① 介護認定を受けている患者を外来診察し，訪問リハビリテーションが必要と診断した．

② 厚生労働大臣が定める疾病等にはあてはまらないので，

③ 介護保険による訪問リハビリテーションになる．

④ 担当ケアマネジャーと訪問リハビリテーショ

表 3.

a. 訪問リハビリテーション導入の流れ(保険制度,提供する事業所の違いで4種類)

○数字は本文 p.3(4. 導入の流れの例)に対応している

```
                              ┌─────────────────────────┐
                              │ 介護認定を受けている ①  │
                              └─────────────────────────┘
          いいえ                              はい
                              ┌──────────────────────────────────────┐
                              │ 厚生労働大臣が定める疾病等(表 3-b)であり │
                              │ かつ                                   │
                              │ 訪問看護ステーションからの訪問看護の一環 │
                              │ としての療法士の訪問である ②          │
                              └──────────────────────────────────────┘
                                    はい              いいえ
```

保険制度			医療保険		介護保険 ③	
			1	2	3	4
提供する事業所・訪問の種別			病院,診療所からの訪問リハビリテーション	訪問看護ステーションからの訪問看護の一環としての療法士の訪問	病院,診療所,介護医療院,介護老人保健施設からの訪問リハビリテーション ⑤	訪問看護ステーションからの訪問看護の一環としての療法士の訪問
利用導入の相談先			訪問リハビリテーション事業所(病院・診療所など) 担当ケアマネジャー(介護認定を受けている場合) 福祉・行政の担当者		担当ケアマネジャー 訪問リハビリテーション事業所 ④	
導入準備	医師診察	診察場所	事業所の指示医師が居宅へ訪問診療(往診)する必要がある.	指示医師は必ずしも訪問診療する必要はなく,外来受診でもよい.	事業所の指示医師は必ずしも訪問診療する必要はなく,外来受診でもよい. ①	指示医師は必ずしも訪問診療する必要はなく,外来受診でもよい.
		確認ポイント	適応の判断,リハビリテーションの目的・目標・注意点の確認 ①			
		必要書類	訪問リハビリテーション指示書などの必要書類を記載し,指示を出す.	訪問看護指示書などの必要書類を記載し,指示を出す.	訪問リハビリテーション指示書などの必要書類を記載し,指示を出す. ⑦	訪問看護指示書などの必要書類を記載し,指示を出す.
	他の介護保険サービスとの兼ね合い		利用している介護保険サービスなどにかかわらず導入可能		他に利用している介護保険サービスとリハビリテーションの優先順位を検討する. 介護保険で本人が利用できる支給限度額が決まっており,生活の安定において,リハビリテーションよりも他のサービスが優先されれば,相対的に訪問リハビリテーションの適応ではなくなる. ⑥⑦	
	多職種での情報共有		訪問リハビリテーションスタッフと医師が,身体機能,生活状況,ニード・問題点,目標などの確認と情報共有をする. 他に関わっている職種,事業所があれば,方針を共有する.	主治医の訪問看護指示書 訪問看護からは訪問看護報告書を指示医に送付する必要がある.	サービス担当者会議 リハビリテーション会議 ⑧ 訪問リハビリテーションスタッフが自宅を訪問し,身体機能,生活状況,ニード・問題点,目標などの確認をする.	サービス担当者会議 主治医の訪問看護指示書 リハビリテーション会議不要が多い 訪問看護からは訪問看護報告書を指示医に送付する必要がある.
継続に必要な手続き	必要な医師の診察		1か月以上継続する場合は,1か月(30日)毎に事業所の医師の訪問診療(往診)が必要	かかりつけ医師の診察(外来または訪問)による訪問看護指示書の発行が必要(指示書の有効期間は最長6か月)	3か月以上継続する場合は事業所の訪問リハビリテーション担当医師の診察(外来または訪問)が必要 ⑨	かかりつけ医師の診察(外来または訪問)による訪問看護指示書の発行が必要(指示書の有効期間は最長6か月)
	アセスメント		本人・家族の身体機能・状態変化・生活状況・希望などを多職種の評価を踏まえてアセスメントし,継続か修了か判断する. ⑩			
	必要な書類や会議		訪問リハビリテーション指示書	訪問看護指示書	訪問リハビリテーション指示書 サービス担当者会議(リハビリテーション会議)	訪問看護指示書 サービス担当者会議

b. 厚生労働大臣が定める疾病等

末期の悪性腫瘍,多発性硬化症,重症筋無力症,スモン,筋萎縮性側索硬化症,脊髄小脳変性症

ハンチントン病,進行性筋ジストロフィー症,パーキンソン病関連疾患(進行性核上性麻痺,大脳皮質基底核変性症およびパーキンソン病(ホーエン・ヤールの重症度分類がステージ3以上であって,生活機能障害度がⅡ度またはⅢ度のものに限る)

多系統萎縮症(線条体黒質変性症,オリーブ矯小脳萎縮症およびシャイ・ドレーガー症候群

プリオン病,亜急性硬化性全脳炎,ライソゾーム病,副腎白質ジストロフィー,脊髄性筋萎縮症,球脊髄性筋萎縮症,慢性炎症性脱髄性多発神経炎,後天性免疫不全症候群,頚髄損傷,人工呼吸器を使用している状態

ン事業所に連絡して，訪問リハビリテーション
の適応があることや方針，考えられる見込みな
どを伝える．
⑤ 今回の訪問リハビリテーションは診療所にお
願いした．
⑥ 現在利用している介護保険サービスの中での
訪問リハビリテーションの優先順位を検討す
る．しかし，生活の安定において，リハビリ
テーションよりも他のサービスが優先されれ
ば，相対的に訪問リハビリテーションの適応で
はなくなる．
⑦ 適応があり，必要な訪問リハビリテーションが
介護保険の支給限度額内で収まることとなれ
ば，訪問リハビリテーション指示書を作成し，
ケアプランに組み込んでもらい，本人が利用で
きる介護保険の支給限度額内で可能な頻度で
導入する．
⑧ サービス担当者会議で方針などを情報共有す
る．可能な体制であれば，リハビリテーション
会議を施行し，医師から利用者本人へ詳細な説
明を行って導入になる．
⑨ 3か月以上継続する場合は事業所の訪問リハビ
リテーション診療担当医師の診察(外来または
訪問)により，継続か修了か検討される．

⑩ 本人・家族の身体機能・状態変化・生活状況・
希望などを多職種の評価を踏まえてアセスメ
ントし，継続か修了か判断する．

おわりに

　訪問リハビリテーションの適応と診断してから
スムーズに事を運ぶために最初にすることは，保
険制度の2択「医療保険か，介護保険か」と，訪問
リハビリテーションを提供する事業所の2択「病
院・診療所・介護老人保健施設・介護医療院か，
訪問看護ステーションか」を判断することである．
導入する訪問リハビリテーションの保険算定様式
が4種類のいずれかに決まれば，それぞれに必要
な手続き(**表3-a**)を進めればよい．

文　献

1) 第182回社会保障審議会介護給付費分科会：資料
　4．訪問リハビリテーション，2020.8.19.
　〔https://www.mhlw.go.jp/content/12300000/
　000679685.pdf〕2022年6月30日閲覧．
2) 第189回社会保障審議会介護給付費分科会：資料
　2．訪問看護の報酬・基準について，2020.10.22.
　〔https://www.mhlw.go.jp/content/12300000/
　000685774.pdf〕2022年6月30日閲覧．

MB Med Reha **No.281**：**6-12, 2022**

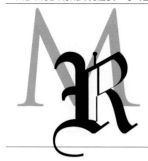

特集／訪問リハビリテーションで使える困ったときの対処法

「目標をどう立てればいいの？」
訪問リハビリテーションの目標の立て方

藤原　大*

Abstract　訪問リハビリテーションは対象者の「生活の場」で展開されるため，その目標は対象者の生活に根ざした「意味のある」目標であることが求められる．「意味のある」目標設定のためには，対象者および家族の関与は必須であり，さらに相互理解と共有を促進するための手法を用いるとともに，定期的かつ継続的にフォローすることが求められる．対象者の価値観を考慮した合意形成手法として，共同意思決定(shared decision making；SDM)がある．リハビリテーション会議や日々の診療において，SDMの過程を踏むことが重要である．リハビリテーションが効果的に実践されるための，詳細でわかりやすく目標を設定し記述する手法として，SMARTの法則がある．SMARTの法則に基づいて目標設定を行うことで，目標の共有が促進され実現可能性も高まる．設定した目標の正否を検証し修正する思考過程として，仮説思考がある．多様性や個別性が大きく予測も難しい訪問リハビリテーションにおいては，仮説思考を用いた継続的なフォローが役に立つ．

Key words　意味のある目標(meaningful goals)，目標設定(goal setting)，共同意思決定(shared decision making)，SMARTの法則，仮説思考(hypothesis thinking)

はじめに

　リハビリテーションは単なる運動ではなく，多数の活動や介入を含む複雑な介入手法であり，多くの専門職によって行われる課題解決型プログラムである．リハビリテーション医療においては，国際生活機能分類(International Classification of Functioning, Disability and Health；ICF)による全人的評価から得られる予後予測に基づいて，短期目標(short term goal；STG)と長期目標(long term goal；LTG)を設定したうえで，介入計画を立案して実施するのが基本である．リハビリテーションにおける目標設定とは，対象者の問題を解決するために，専門職やそのチームが対象者および家族と一緒に目標を取り決めるプロセスである．目標設定のプロセスを踏み目標を共有するこ

とによって，対象者および家族の満足度を高め，回復を促進できる可能性がある．また，専門職やそのチームのそれぞれが果たすべき役割を明確にでき，問題に関わる重要事項を見落とさないことにもつながる．

　訪問リハビリテーション診療は，対象者および家族の「生活の場」で展開される．対象者の状況と「生活の場」に則して，活動・参加の側面を重視した目標設定が求められる．しかし，平成27年に厚生労働省が行った調査によると，訪問リハビリテーションの訓練内容は約80％が機能回復訓練や基本動作訓練になっており，活動・参加レベルでの介入が不足していると報告されている[1]．介入が身体機能面に偏っている状況からは，目標設定の内容においても機能面の比重が高くなっている可能性が推測される．また，生活期における「変

* Dai FUJIWARA，〒 985-8506 宮城県塩竈市錦町 16-5　宮城厚生協会坂総合病院リハビリテーション科，診療部長

化」は急性期や回復期と比較して顕著でないため，漫然と同じ目標のまま漫然と同じ介入が継続されていることも少なくない．本稿では，訪問リハビリテーション診療の場面において，対象者にとって「意味のある」目標を設定するための基本的な考え方と方法について概説する．

目標設定介入のエビデンス

リハビリテーション領域における目標設定介入に関する研究を示す．Levack らの目標設定介入に関する systematic review では，目標設定「あり」群と目標設定「なし」群で身体活動や QOL への効果を比較したところ，健康関連 QOL・情緒的状態・自己効力感などの心理社会的な側面での効果を支持するものもあったが，エビデンスレベルとしては「低い」と報告している[2]．また，Smit らの高齢者を対象とした目標設定の有無に関する meta-analysis では，身体機能・QOL・リハビリテーション実施期間に有意な差はなかったと報告している[3]．しかし，これらの報告で採用されている研究には，実行バイアスに不備のある研究が多く，バイアスリスクが現状のエビデンスに与える影響が大きい．リハビリテーションの目標設定介入に関する研究では，対象者・介入者の盲検化や対照群・介入群の設定が困難である場合が多く，これらの研究結果をもって目標設定介入のエビデンスが「低い」と結論づけるのは難しい．

リハビリテーションにおける目標設定は，従来は臨床推論や診断をもとにして専門職が先導してきた．しかし，近年は対象者に対して自身の日常生活における問題の理解を促し，目標設定への関与を得ることが重要視されるようになっている．Melin らの理学療法における目標設定の review では，対象者および家族が目標設定のプロセスに関与することが，対象者の持っている力を引き出し，意欲を向上させると報告している[4]．Kang らの本人中心の目標設定（person-centered goal setting）に関する systematic review では，対象者の目標設定への関与は促進されている一方で，対処

計画の策定やフォローアップを中心とした多くの要素が十分に実施されていないと報告している[5]．そして，Plant らの目標設定に関する質的研究の review では，目標設定を行ううえで障壁となる要因と，目標設定が促進される要因をまとめて報告している．障壁となる要因は「スタッフと対象者の視点の違い」，「対象者に関連した障害」，「スタッフに関連した障害」，「組織レベルの障壁」の4つ，促進される要因は「個別に調整された目標設定プロセス」，「コミュニケーションと理解を促進するための戦略」，「失望や非現実的な目標を回避するための戦略」の3つだった．また「対象者とスタッフの知識」，「経験」，「スキル」，「目標設定への関与」は障壁にも促進要因にもなり得た[6]．以上より，リハビリテーションの対象者にとって「意味のある」目標設定のためには，対象者および家族の関与は必須であり，さらに相互理解と目標共有を促進するための手法を用いるとともに，定期的かつ継続的にフォローアップすることが求められる．

Shared decision making の過程を踏む

対象者に「意味のある」目標を設定するためには，意思決定のプロセスが重要である．対象者の価値観を考慮した合意形成手法として，共同意思決定（shared decision making；SDM）がある．SDM は「説明を受けたうえで希望を達成することを目的に，臨床家と患者が意思決定の課題に直面した時，手に入る最良のエビデンスを共有し，患者がオプションを熟考できるようにサポートを受けるアプローチ手法」と定義される[7]．SDM は不確実性の高い状況下で行うことが適しており[8]，確立されたエビデンスが少ない一方で，意思決定に患者の希望がより尊重されるリハビリテーション領域においては重要な概念である．Charles らは SDM の要素として，①少なくとも医療者と患者が関与する，②両者が情報を共有する，③両者が希望する治療について合意を形成するステップを踏む，④実施する治療に関する合意に達する，

表 1. SDM における 9 つのステップ

1) 意思決定の必要性を認識する

2) 両者が対等なパートナーとして認識する

3) 可能なすべての選択肢を同等なものとして述べる

4) 選択肢のメリット・デメリットを伝える

5) 医療者が対象者の理解と期待を吟味する

6) 意向・希望を提示する

7) 選択肢と合意に向けて話し合う

8) 意思決定を共有する

9) 共有した意思決定のアウトカムを評価する時期を相談する

（文献 10 より引用改変）

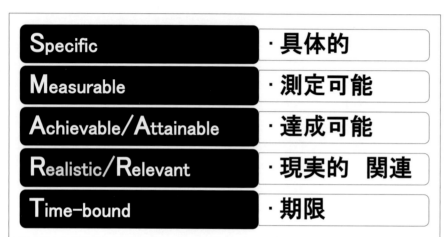

図 1.
SMART なゴール設定
（文献 12 をもとに作成）

という 4 つを提示している[9]．また，Kriston らは意思決定の過程において，実践すべき 9 つのステップを提示している[10]（**表 1**）．専門職と対象者および家族との間で対話の内容理解に食い違いや離齬が生じる可能性も考慮して，このステップを着実に踏むことが重要である．

　訪問リハビリテーション診療においては，複数の専門職と対象者および家族が参加するリハビリテーション会議開催時などが，SDM の重要な場面と考えられる．対象者が自身の生活環境の中で解決すべき課題や獲得したいと希望する活動・参加の内容を明確にしたうえで，専門職が提供できる介入について提示し，合意のうえで目標設定を進めていく．リハビリテーション会議における対話の過程や合意した内容をリハビリテーション計画書などの資料に残しておき，後から相互で確認できるような工夫により，理解の食い違いや離齬を予防できる．そして，生活期の訪問リハビリテーションにおける目標設定と意思決定は，リハビリテーション会議の場面のみでは十分と言えない．対象者および家族との日々の関わりの中で，常に目標や介入内容および到達度の確認を繰り返すことによって，より「意味のある」目標へと進化させることができる．

SMART の法則に従い目標設定する

　リハビリテーションが効果的に実践されるためには，目標をより詳細にわかりやすく設定し記述することが求められる．その手法として，SMART の法則に従って目標を設定し記述を行うことが提唱されている．SMART は，目標に必要な 5 つの要素の頭文字を取ったものである（**図1**）．

SMARTの法則に従った目標設定[11]は，ビジネスにおけるプロジェクトマネジメントの場面で多く利用されてきたが，近年では医療現場でも利用されている[12]．SMARTの法則に従って目標設定を行うことで，専門職と対象者および家族における目標の共有が促進され，実現可能性も高まる．以下に，SMARTの各要素について解説する．

• S：Specific（具体的である）

誰がみてもわかるように，標的とする項目を具体的に設定する．目標が具体的であることにより，介入方法がより明確になる．訪問リハビリテーションにおける目標設定では，ICFの特に「活動と参加」における項目に焦点を当て，目標とする行為を挙げることが推奨される．ADLでは「食事」「移動」「入浴」，IADLでは「外出」「家事動作」など行為ごとに設定する．また，それぞれの行為は物的あるいは人的な環境に影響を受けるため，以下の3つの支援について明確にしておくと良い．① 人的環境による支援（身体的介助，促しや気付かせるなどの認知面），② 物的環境による支援（歩行補助具，自助具，手すりなど），③ 情報の入手に関する支援（道案内標識，スマートフォン利用など）．

• M：Measurable（測定可能である）

目標の達成度合いが誰にでも判断できるように，内容を定量化して表現する．定量化することで介入による結果の検証やモニタリングをしやすくなり，診療データとしての蓄積も可能になる．定量化には3つの方法がある．① 一定の活動に要する時間（例：近所の店舗まで歩いてかかる時間，外出のための準備にかかる時間），② 一定時間にできる活動（例：2分間で歩く距離，1分間で打ち込めるメールの文字数），③ 一定期間に生じる活動（例：家族以外の人と会話する頻度，外出する頻度，援助が必要な頻度）．

• A：Achievable/Attainable（達成可能である）

夢や願望ではなく，現在の状況において現実的な目標であるかを確認する．努力すれば実現できる程度の高さに設定するのが良い．到達不可能な

高い目標を設定しても，当事者にとって現実味がない．逆に，簡単に到達可能な低い目標を設定しても，モチベーションは上がらないばかりか，介入の意味もなくなる．目標に到達するまでの期間や介入の実現性も踏まえて，適切に設定をする．また，訪問リハビリテーション診療における目標は，必ずしも「改善」ばかりにはならないのが現実である．進行性疾患や重度障害の症例などでは，「維持」あるいは「悪化の予防」が目標となる場合もある．

• R：Realistic/Relevant（現実的/問題と関連がある）

活動・参加，QOLの向上や維持に関連した，患者・家族にとって「意味のある」内容にする．「10m歩行速度が5秒短縮する」「握力が3kg上昇する」などの目標は，具体的で測定可能な項目ではあるが，生活には直接関連した目標とは言えない．たとえば「近所の店舗まで歩いて10分で行ける」「家族2人分の洗濯物を運べる」という方が，現実的であり切実である．この点においては，ICFによる全人的評価と前述のSDMのステップを踏まえた意思決定の過程を経ることが極めて重要になる．

• T：Time-bound（期限がある）

短期目標と長期目標というように，達成期限を明確に設定する．短期は週〜月単位，長期は月〜年単位を目安とする．短期目標は，長期目標を達成するための中間の目標として考える．「1週間後の訪問時まで」や「3か月後の病院外来受診まで」など，達成期限や次の見直し時期を明確にする．先の見通しが現時点で不明な場合は，いつまでに何を見極めるかを明確にする「見極め期限」としても良い．

仮説思考で進める

仮説思考とは，現時点で入手できる情報に基づいてとりあえずの仮説を置いて，それをベースに行動していく考え方である．仮説とは「最もありそうな仮の結論」である．常に仮説を念頭に置き，

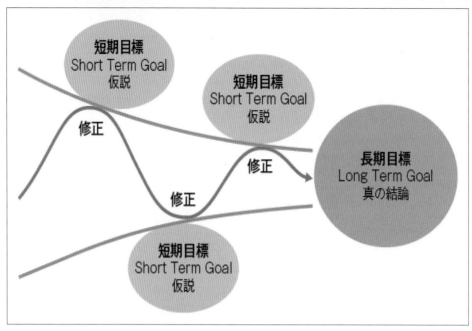

図 2. 短期目標を修正して長期目標へ

（文献 13 をもとに作成）

検証しながら行動していく．仮説に間違いがあることに気が付いた場合には，新たな仮説を立て，また検証を行う．そのように，仮説の構築と検証を繰り返しながら，真の結論を見つけていく[13]．

リハビリテーションにおける目標は一度設定すれば良いものではなく，その正否を定期的に検証し修正する過程が必要である．「長期目標」がその対象者にとって「真の結論」と考えると，「短期目標」は「仮の結論＝仮説」と考えることができる．「短期目標」を積み重ねながら「長期目標」に向かう過程は，「仮の結論＝仮説」の正否を検証し修正を加えながら「真の結論」へと導いていく仮説思考の過程である（図 2）．

仮説思考を用いることのメリットは 3 つある．第 1 は「思い込みを排除して，物事を客観的に見られるようになる」ことである．あらゆることが仮説にすぎないと考えることで，物事の真偽を深く考えることができる．第 2 は「正しい結論に到達できる可能性が高まる」ことである．トライ・アンド・エラーを繰り返すより，仮説を立ててそれを検証するための情報を集めることによって，結果的に正しい結論に到達できる確率が高まる．第 3

は「問題解決までの時間や作業を短縮できる」ことである．情報に優先順位をつけ，優先順位の高いものを仮の結論として，そこに作業を集中することで時間が短縮できる．

仮説思考は，仮説の構築と検証のサイクルを繰り返すことに意味を持つ（図 3）．仮説の構築とは，入手できる様々な情報から，より意味のあるものを引き出していく作業である．仮説の構築には，① その人の直感，② これまでの経験，③ 論理的な思考が求められる．論理的な思考によって構築された仮説は，事象について筋道が立てられており，一般的には精度が高い．しかし，導かれた仮説が正しいとは限らない．根拠に不確実な要素が多いと，仮説の精度は低くなる．論理的な思考に直感と経験を組み合わせることで，可能な限り精度の高い仮説を構築する．仮説の検証とは，設定された仮説に基づいて，客観的な判断材料について情報収集を行い，その仮説が正しいか間違っているかを判断していく作業である．仮説の構築と検証を繰り返して，仮説を進化させたり棄却したりすることで，真の結論へと近づいていく．

訪問リハビリテーション診療においても，この

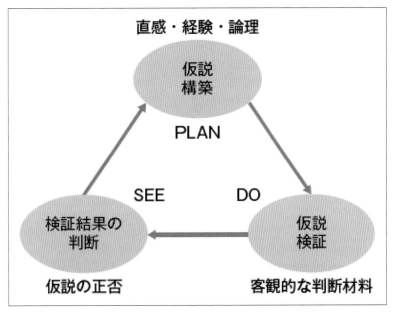

図 3. 仮説思考のサイクル
（文献 13 より引用改変）

仮説思考を用いる．回復期リハビリテーションにおける ADL の回復過程は，数値化も可能で一定の予後予測がしやすい．一方で，訪問リハビリテーション対象者の生活環境における活動・参加の課題は多様であり，個別性も大きく予測がしにくい．また，実際に介入できる頻度は限られており，多くの課題に網羅的に対応することは困難である．課題と原因について，緊急度や重要度を考慮しながら優先順位をつけ，上位 3 つ程度について仮説を構築する．仮説が構築されたら，実際の訪問リハビリテーション介入を通してその仮説の正否を検証していく．目標を設定するだけではなく，仮説思考に基づいた継続的なフォローアップが必要である．

おわりに

訪問リハビリテーション対象者において「意味のある」目標設定を行うために重要な概念・手法として，SDM，SMART なゴール設定，仮説思考について概説した．これらの概念・手法は急性期や回復期でも利用可能ではあるが，対象者の個々の生活環境において，より生活に則した目標設定が求められる訪問リハビリテーション診療におい

てはさらに重要性が高いと考える．実際の臨床における経験が蓄積され，より多くの対象者および家族に，より「意味のある」訪問リハビリテーション介入が提供されることを期待する．

文 献

1）厚生労働省：第 140 回社会保障審議会介護給付費分科会資料
〔https://www.mhlw.go.jp/stf/shingi2/00001672 41.html〕
2）Levack WM, et al：Goal setting and strategies to enhance goal pursuit for adults with acquired disability participating in rehabilitation. *Cochrane Database Syst Rev*, **2015**(7)：CD009727, 2015.
3）Smit EB, et al：Goal-setting in geriatric rehabilitation：a systematic review and meta-analysis. *Clin Rehabil*, **33**(3)：395-407, 2019.
4）Melin J, et al：Goal-setting in physiotherapy：exploring a person-centered perspective. *Physiother Theory Pract*, **37**(8)：863-880, 2021.
5）Kang E, et al：Person-centered goal setting：a systematic review of intervention components and level of active engagement in rehabilitation goal-setting interventions. *Arch Phys Med Rehabil*, **103**(1)：121-130. e3, 2022.

6) Plant SE, et al：What are the barriers and facilitators to goal-setting during rehabilitation for stroke and other acquired brain injuries? a systematic review and meta-synthesis. *Clin Rehabil*, **30**(9)：921-930, 2016.
Summary 目標設定における障壁要因と促進要因を抽出して記述しており，臨床実践において考慮すべき点として参考になる．

7) Elwyn G, et al：Implementing shared decision making in the NHS. *BMJ*, **341**：c5146, 2010.

8) Pollard S, et al：Physician attitudes toward shared decision making：a systematic review. *Patient Educ Couns*, **98**(9)：1046-1057, 2015.

9) Charles C, et al：Shared decision-making in the medical encounter：what does it mean?（or it takes at least two to tango）. *Soc Sci Med*, **44**(5)：681-692, 1997.

10) Kriston L, et al：The 9-item Shared Decision Making Questionnaire（SDM-Q-9）. Development and psychometric properties in a primary care sample. *Patient Educ Couns*, **80**(1)：94-99, 2010.

11) Doran GT：There's a S. M. A. R. T. way to write management's goals and objectives. *Management review*, **70**(11)：35-36, 1981.

12) Bovend'Eerdt TJ, et al：Writing SMART rehabilitation goals and achieving goal attainment scaling：a practical guide. *Clin Rehabil*, **23**(4)：352-361, 2009.
Summary リハビリテーション目標の標準化された記述の方法として，SMART ゴールについて論じている．

13) 江口夏郎ほか：仮説思考，pp. 8-15，ファーストプレス，2007.

Monthly Book
MEDICAL REHABILITATION

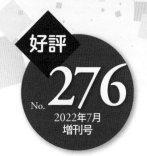

好評
No.**276**
2022年7月
増刊号

回復期
リハビリテーション病棟における
疾患・障害管理のコツQ&A
―困ること，対処法―

編集企画 西広島リハビリテーション病院院長 **岡本隆嗣**

B5判 228頁 定価 5,500円（本体価格 5,000円＋税）

学ぶべきこと、対応すべきことが多岐にわたる回復期リハビリテーション
病棟で遭遇する様々な疾患・障害の管理や対応方法を1冊にまとめました！
回復期リハビリテーション病棟での現場において、今後のための入門書と
して、今までの復習として、ぜひお役立てください！

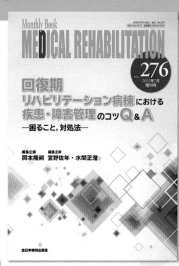

目次 ◆◆◆◆

24の疾患・障害に関する40項目の
ギモンにお答えしています！

全日本病院出版会 〒113-0033 東京都文京区本郷 3-16-4　Tel:03-5689-5989
www.zenniti.com　　　　　　　　　　　　Fax:03-5689-8030

MB Med Reha **No.281** : **14-19**, 2022

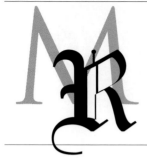

特集／訪問リハビリテーションで使える困ったときの対処法

「訪問リハビリテーションはいつまでやるの？」
訪問リハビリテーションの修了の進め方

大島　豊*

Abstract　訪問リハビリテーションは機能訓練の提供だけでなく「活動」「参加」へとつなげ，自立支援を推進する役割を求められている．訪問リハビリテーションの「修了」を検討するにあたり，「負のWin-Win問題」を解消することが必要であり，関わる医療者が後方支援へと関わり方を変換しなければならない．本人が主体性をもって生活を再構築するためには，「目標設定」「自主練習定着」のプロセスが主体性を引き出すきっかけになると考えている．多職種・多事業所と連携し本人の生活全体をリハビリテーションの視点から助言しながら協働していく方法を提示する．当院での修了への進め方を事例と併せて紹介する．

Key words　修了（completion），自主練習（voluntary practice），行動変容（behavior change），主体性（independence），連携（alignment）

はじめに

　2015年3月の高齢者の地域における新たなリハビリテーションのあり方検討会報告書[1]にて「訓練そのものが目的化し，機能訓練が漠然と実施されており，目標と期間を定めた計画に基づく適時・適切なリハビリテーションが提供されていない」「身体機能に偏ったリハビリテーションが実施され，『活動』や『参加』などの生活機能全般を向上させるためのバランスのとれたリハビリテーションが実施されていない」などと指摘されたことをきっかけに，2015年度介護報酬改定[2]で訪問リハビリテーションの利用によりADL・IADLが向上し，社会参加に資する取り組みに移行するなど，質の高いリハビリテーションを提供する事業所を評価する「社会参加支援加算」が導入された．2021年介護報酬改定[3]では「移行支援加算」と名称の変更があったものの，引き続き目標と期間を定めた適切なリハビリテーションの提供と，活動と参加へとつなげる自立支援の推進に向けたリハビリテーションの提供が求められている．

訪問リハビリテーションの修了について

　訪問リハビリテーションは，入院リハビリテーションのように退院という節目や外来リハビリテーションのように期限が決められていないため，長期間関わりを続けていることが多く見受けられる．生活期のリハビリテーションは介入期間の制限がないために目標設定が曖昧になり漫然と継続されてしまうことが多くみられる．そのため，関わる専門職が訪問リハビリテーションの修了を考えて，介入期間や目標を検討して関わり，自立支援を促すリハビリテーションの視点を持ったリハビリテーションマネジメントが重要となる．

　本稿において，訪問リハビリテーションが目標達成，役割の定着，外出の定着などで在宅生活の

---

* Yutaka OSHIMA，〒142-0054 東京都品川区西中延1-11-17　森山リハビリテーションクリニック

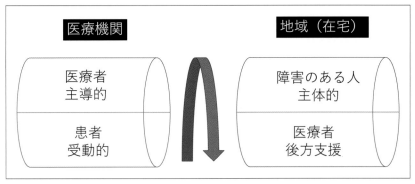

図 1. 医療者は主導的から後方支援へ

（文献 5 より引用）

継続が可能になり，「リハビリテーションの成果を修める」「本人の生活が修まる」ことを「修了」とする．また，入院，施設入所，逝去などでリハビリテーションが終わることを「終了」とする．

負の Win-Win 問題

訪問リハビリテーションの必要性が評価・検討されたうえで，有用であり，代替手段がなければ，当然，継続することになる．訪問リハビリテーションが漫然と継続されてしまう原因の1つに，「本人と療法士の依存関係」の構築が考えられる．本人は障害が回復することに期待が大きく「100%元の身体のように動けるようになりたい」「麻痺が完全に治れば」と，治してほしいと療法士に依存する．療法士もそれに応えようと機能面に対する訓練ばかりになり，「リハビリテーションを止めたら身体機能が悪化してしまうのではないか」という不安から訪問リハビリテーションを修了できず「本人と療法士の依存関係」が構築されていく．

このような依存関係は，「負の Win-Win」であると考える．本人は「機能訓練をやってもらって安心」であり，療法士は「本人希望の機能訓練をしてあげている」ので，一見良さそうではあるが，本人が自ら進んでいけるような新たな生活の再構築を阻むことになることが多い．身体機能に対して練習・メンテナンスを行うことは大事であるが，身体機能のみに集中して，本人なりの活動的な日常生活の再構築をしなかったり，日常生活の活動を広げていかなかったりすることが問題である．

活動を広げなければ，長期的には身体機能面にも良い影響を及ぼさない．

この関係性を崩すことができず，長期間訪問リハビリテーションを継続するケースが多くなっていると考えられる．まず，療法士が本人との依存関係を転換するために「してあげる」から，本人主体で「本人にもやってもらう，考えてもらう」というように関わり方を変えていくことが重要になる．医療者は主導的から後方支援へ（**図1**）[3]と関わり方を変換することにより，本人が主体となり，自分の身体や生活について本人に考えてもらうきっかけになると思われる．

主体性を引き出す目標設定

訪問リハビリテーションの目標については初めから具体的な目標が挙がるとは限らない．本人が「考える過程」と「自分で決める」ことが重要であり，本人が経過を振り返り，自分の言葉で療法士に伝えられるように働きかけることが重要になる．本人が考えた小さな目標を達成することの積み重ねが自信につながり，自分で決める「主体性」を引き出すことにつながっていく．療法士の関わり方は，「本人に考えてもらうこと」を意識して働きかけていく．本人からすぐに目標が挙がらなくても少し時間をおいて本人に考えてもらうための「待つ姿勢」が必要となる．本人の心理面に配慮し，本人の良くなっていることや達成できた経過を共有し，本人から「〜したい」「〜しようと思う」など，主体的な言葉が出るように肯定的な問いか

表 1. 行動変容ステージ評価

行動変容ステージ	状　態
無関心期	運動する気がない
関心期	運動する気はあるがまだ実行していない
準備期	運動してみようかな
実行期	運動をはじめたところだが安定していない
維持期	運動が習慣化している

表 2. 行動変容ステージ　関わり方のポイント

行動変容ステージ	ポイント
無関心期〜準備期	身体状態の理解，運動効果の実感，課題設定，提示の仕方
実行期	療法士とフィードバック（自分で振り返る，自分の言葉で言う，運動の確認，セルフモニタリング）
維持期	課題設定の見直し，モチベーションの喚起

けを心がける．また，療法士は評価や予後予測をもとに，より具体的な実現可能な目標を本人と共有することを積み重ねていく．「だた歩けるようになりたい」から「どこに」「どのような手段で」「誰と」というように本人と検討することで「近所の300 m 先のコンビニまで，T 字杖歩行で，家族の見守りで行けるようになる」というようにより具体的な目標に変化させていく．このように本人と検討した具体的な目標を実現するために「機能練習」から「目標達成のための実践的な練習」へ転換することが可能となる．また，具体的な期間目標を決めることも重要であり，療法士の予後予測をもとに3か月後・6か月後・1年後に目標を達成するためにどのようなスケジュールで訪問リハビリテーションを進めていくのかを本人とともに検討していく．このように本人とともに具体的な目標や期間を考えていく過程において本人の主体性が引き出されていくと考える．

主体性を引き出す自主練習の定着

訪問リハビリテーションは週1〜2回での対応が多く，その他の時間において本人や家族がどのように自分の身体のことを理解して管理しながら生活を送っていくのか，ということは修了を考えるうえでは重要となる．自主練習を助言しても定着することが難しいことが多い．運動メニュー表を渡すだけになったり，「障害があるから」「高齢だから」「あの人はやらない人だから」など療法士が決めつけていないだろうか？　自主練習を行ってもらえないのは，行動変容を促す「課題設定」や「コミュニケーション」が適切でないためと考える．今回は行動変容のステージに合わせた自主練習定着に向けたアプローチについて述べたい．行動変容ステージは，無関心期（運動する気がない），関心期（運動する気はあるがまだ実行していない），準備期（運動してみようかな），実行期（運動をはじめたところだが安定していない），維持期（運動が習慣化している）に分けられる（表1）[4].

次にステージごとのアプローチのポイントについて挙げていく（表2）．

1．「無関心期〜準備期」でのアプローチ

「無関心期〜準備期」でのアプローチでは，現在の身体の状態を理解してもらうことが重要となる．身体機能評価（筋力，運動麻痺，基本動作，移動，ADL など）を本人が理解しやすいように説明

する．例えば「ここの筋力が弱いから歩行が不安定です」ではなく，「ここの筋力が強くなれば歩行が安定するので運動しましょう」というようにポジティブストロークで説明する．訪問リハビリテーションで行っている運動を通して向上した評価を具体的に伝えることで運動の効果を実感してもらう．「運動が10回から30回できるようになった」「歩行距離が10 mから50 mに延びた」というように変化点を具体的に伝える．課題の設定や提示の仕方については，療法士と一緒に行っているメニューからはじめると本人も行いやすい．課題となる「ウィークポイント」から提示することが多いが「比較的筋力が保たれている」本人が行いやすいメニューから提示すること，メニューや注意するポイントはシンプルにすること，回数設定も継続可能な最小の回数にすることなど，工夫が必要となる．まず，「これならできそう！」「やってみよう！」と本人に思ってもらうことが重要となる．

2.「実行期」でのアプローチ

「実行期」でのアプローチでは本人の理解を高める工夫が重要となる．提示した課題を実際行ってみた結果を本人に振り返ってもらい，本人の言葉で言ってもらうことにより，気付きを与えるきっかけになる．上手く行えたのか，行ったが方法がわからなくなったのか，運動量の負担感はどうだったのかなどを確認して修正する．本人が上手くできていると思っていても修正が必要なことがあるため，実際にどのように運動を行ったかを見せてもらい，運動方法や回数を確認する．また，自主練習チェック表などのセルフモニタリングが動機付けなることもあるので活用したい．このように療法士とのフィードバックを繰り返すことにより，運動方法の修正だけでなく，本人の自主練習に対する理解を高め，主体性の向上につながっていく．

3.「維持期」でのアプローチ

「維持期」でのアプローチでは課題設定の見直しを行っていく．メニューが雪だるま式に積み上がっていかないように現在の身体機能に合わせた適切なメニューや回数に更新していく．また，長期になると中弛みが生じることも多いのでモチベーションの喚起を促す時期にもなってくる．新たな課題や目標が出現すればそれに合わせた課題設定をすることにより，モチベーションの喚起につながることもあるので見直しをする．

療法士が行動変容ステージを評価し，ステージに合わせた「課題設定」や「コミュニケーション」を適切に行い，動機付けをして行動変容を促していくことは療法士の腕の見せどころではないだろうか．自主練習定着は時間のかかる作業になることが多いが，自主練習は身体機能向上だけでなく本人の主体性を引き出し，訪問リハビリテーションを修了するうえで重要なポイントとなると考える．

多職種，多事業所との連携について

訪問リハビリテーションの修了を考えるうえで多職種，多事業所との連携は重要になると考える．本人を取り巻く職種は医師や療法士だけではなく，生活をマネジメントするケアマネジャーを中心にヘルパー，看護師，デイサービス職員など様々な職種により生活が支えられていることを忘れてはならない．訪問リハビリテーションの目標や課題をケアマネジャーを中心とした多職種と共有していく．当クリニックにおいては定期的なカンファレンスで目標の達成度を確認して，訪問頻度・時間，継続・修了を医師と療法士で検討する．そして，リハビリテーション会議にて本人や家族に説明してリハビリテーション計画の同意を得る．その方向性をケアマネジャーと共有して修了ケースは修了方向へ進めていく．

ヘルパーは本人の生活に近い職種となり，日常の生活動作などを情報交換し，リハビリテーションで行えるようになったことを日常の動作に落とし込む時に連携していくことが重要となる．例えば，トイレ動作において当初は全介助であったがリハビリテーションにて立ち上がりは1人で行えるようになったので見守り，ズボンの上げ下げは介助でお願いするなど，「できるようになったこ

と」と「介助の必要なこと」を伝えて，生活の中で実践してもらう．このような積み重ねで能力が向上し，本人の自信や主体性も向上し目標達成につながっていく．

デイサービスに通所している方であれば通所中にやってもらいたいことなどを共有することによりさらなる能力向上や自主練習の定着を目指す．例えば，トイレに行く前に手すりで立ち上がり練習を行ってもらう．歩行能力が向上し車椅子移動から杖歩行に改善すれば施設内を杖歩行で移動してもらうことで歩行量を増やして耐久性向上につなげて行くことが可能となる．

訪問リハビリテーションの場面だけでは，できるようになった生活動作を積み重ねて実践して定着することに限界がある．このように多職種と連携を密にするため，療法士から積極的に連携をとっていくようにすることが重要となる．生活全体をリハビリテーションマネジメント（活動量の管理，生活活動の中で能力を向上維持）するという視点が必要になる．

当クリニックでの
訪問リハビリテーション修了への進めかた

当クリニックでは訪問リハビリテーションの依頼があった場合にはリハビリテーション科医師の診察をもとに，目標，頻度，時間，期間を検討して介入する．導入時点から訪問リハビリテーション修了の可能性について本人や家族に説明している．3か月ごとにカンファレンスを行い目標や期間などを見直し，リハビリテーション会議を開催して本人・家族にリハビリテーション計画の説明と同意を行い，目標や期間を共有していく．場合によって同席してもらうこともあるがこの内容をケアマネジャーなどと共有する．このサイクルを繰り返すことで課題を抽出し，より具体的な目標やアプローチを検討していく．1度の説明で修了となる訳ではなく，このプロセスを積み重ねることにより，本人や家族の理解が深まっていく．決して，訪問リハビリテーションは修了するために

行っているのではなく，成果を修めた結果として「修了」するもので，訪問リハビリテーションの関わりがなくても在宅生活の継続が可能であることを確認して修了へと進めていく．

また，カンファレンスやリハビリテーション会議での検討の結果，継続する必要性があるケースもあり，適切な目標や頻度などを検討しながら訪問リハビリテーションを継続していく．

修了事例

1．デイサービスとの連携を通して自主練習が定着して修了したケース

80代，男性．脳梗塞による左片麻痺あり．左下腿三頭筋痙性が強く，ボツリヌス療法の適応あり．ボトックス® 施注後，当院で入院リハビリテーション，外来リハビリテーションを行い，訪問リハビリテーションへ移行となる．

介入当初，屋内T字杖歩行可能レベルであったが姿勢不良で体幹前屈・股関節屈曲が強い状態で転倒が見られていた．自主練習定着への取り組みの行動変容ステージは「準備期」であった．自主練習では立ち上がり直後やイスに座る直前に身体を伸ばし姿勢修正をすることを提示する．立位姿勢を修正することで歩容の改善につながること，転倒が減少することを理解してもらう．また，写真を利用して視覚的にフィードバックすることで自分の身体の状態を理解してもらう．身体を伸ばすというシンプルな課題にすることで本人もこれなら行えると受け入れ良好であった．「実行期」では，訪問時に本人の言葉で振り返ってもらうこと，写真でのフィードバックなどを繰り返すことで立位姿勢は改善し，転倒は減少する．妻や利用中のデイサービススタッフにも姿勢が良くなったと言われ，本人の励みとなり動機付けにもつながった．「維持期」ではデイサービスを利用していたこともあり，自宅だけではなくデイサービス利用中にも自主練習を行うように本人やデイサービススタッフに働きかけた．姿勢修正の方法や利用時に行える運動メニューなどをスタッフと電話や

書面のやり取りで共有し，実践してもらう．その結果を本人やスタッフにフィードバックしていくことでデイサービスでの取り組みも定着する．自宅での自主練習とデイサービスの利用で身体機能を維持しながら生活可能なレベルになったと判断し，訪問リハビリテーション修了となる．

2．当院デイケアに移行し修了したケース

90代，男性．慢性閉塞性肺疾患（COPD）による呼吸苦が強く，歩行耐久性の低下や外出困難のため，当院通所リハビリテーションの通所を開始する．通所開始2年後，呼吸苦が増悪して在宅酸素療法（HOT）導入となる．自宅環境は外出するために階段昇降をする必要があり，呼吸苦のために階段昇降が困難となり週2回の訪問リハビリテーションへ移行した．

介入当初，本人は労作時に呼吸苦があるものの酸素の必要性を感じていないこと，鼻腔カニューレの煩わしさがあり，HOT導入後も酸素の利用をしていなかった．まず，酸素を利用した状態で動作することにより呼吸苦が少なく楽に動けることや生活できることを説明して理解してもらうこと，実際に酸素を利用して動作して呼吸苦が少ない状態で動けることを実感してもらう．そして，酸素を利用して動作練習を行う際に酸素飽和度をモニタリングしながら酸素動態の確認を行い，呼吸苦の状態などを本人とフィードバックを繰り返した．階段昇降では休む回数や時間の設定，主治医と連携をとり酸素量の設定を行い，酸素を利用しながら階段昇降を呼吸苦が少ない状態で行うことが可能となった．自主練習定着への取り組みについては介入時は「関心期」であったが階段昇降が可能になった時点で「準備期」になり，「1人でできる運動を教えて下さい」と本人から申し出があり，本人の写真を用いて運動メニューを作成してフィードバックを繰り返しながら実行していった「実行期」を経て，自主練習が定着した「維持期」のタイミングで本人の趣味である園芸活動を勧める．園芸活動は屋上に階段で上がり作業する必要があるため階段昇降の休む回数や時間を設定し，園芸活動時の休憩場所などを評価して練習を重ねた結果，1人でも園芸活動が可能となった．園芸活動の再開で自信がつき，通所リハビリテーションの再開が可能となり，訪問リハビリテーションは修了となった．

おわりに

訪問リハビリテーションの修了について述べてきた．漫然と実施されてしまうことが多い訪問リハビリテーションであるが関わり方の視点を転換することにより，訪問リハビリテーションへの依存から本人の主体性を引き出し訪問リハビリテーションを修める関わりに変換することが可能になると考えている．そのためには訪問リハビリテーションの適応，修了や継続を検討することが重要になる．また，ケアマネジャーを中心とした本人・家族を支援するケアチームの一員として訪問リハビリテーションの役割を他職種に理解してもらい協働し，訪問リハビリテーションにより在宅生活が再構築され，訪問リハビリテーションが修了した後も在宅生活が継続可能な状態になることが望まれる．

文　献

1）厚生労働省老健局：高齢者の地域における新たなリハビリテーションのあり方検討会報告書，pp. 21-23，2014.
2）平成27年度介護報酬改定の骨子，厚生労働省ホームページ，2015.
3）令和3年度介護報酬改定における改定事項について，厚生労働省ホームページ，2021.
4）諏訪茂樹ほか：行動変容ステージと支援技術．日保健医療行動会誌，34(1)：1-6，2019.
5）長谷川　幹：リハビリ　生きる力を引き出す，岩波新書，p. 126，2019.

MB Med Reha **No.281**：**20-26**, 2022

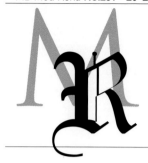

特集／訪問リハビリテーションで使える困ったときの対処法

「心不全などのリスク管理はどうすればいい？」
心不全の訪問リハビリテーション

鮫島光博[*1]　鬼村優一[*2]

Abstract　増え続ける高齢心不全患者に対して，多職種の医療チームによる疾病管理プログラムはガイドライン上でも推奨されている．訪問リハビリテーションにおいてはエビデンスが不十分ではあるが，心不全の進行度（ステージ）に応じて介入する目標を明確にし，特に退院後早期の再入院の回避，家族介護負担の軽減，および終末期の症状緩和などが期待できる．これら包括的な介入は，専門職や循環器専門医に限った介入のみならず，訪問看護師，ヘルパー，家族，および通所施設などの多職種が心不全を理解し，個人の状態に合わせた介入ができるようになることが理想である．
　心不全の訪問リハビリテーションは，心疾患の発生を防ぐためのライフスタイルリスク管理や心不全発症および再入院の予防，症状緩和などステージごとに介入が異なり，心不全が進行しても住み慣れた地域で生活が継続できる体制を目指すことが重要である．

Key words　高齢心不全(elderly patients with heart failure)，訪問リハビリテーション(home-visit rehabilitation)，生活モデル(life model)

はじめに

　先進国の中でも先駆けて超高齢社会に突入している我が国において，高齢の心不全患者が増加の一途を辿っている．また治療の進歩によって助かる命が増えたことにより，フレイルを伴い，多数の併存疾患を抱えた心不全患者も増えている．我が国において行われた心不全患者の大規模研究（JROAD-HF）によると，心不全入院患者の平均年齢は78歳と，高齢者が主体であることが報告されている[1]．

　このような背景から，心不全への治療的介入は，心臓という単一臓器を対象とした「医学モデル」から，地域社会での多様な生活を想定した「生活モデル」として認識する必要がある．リハビリテーション分野に馴染みのある言葉を用いるとすれば，突然発症して生活機能が大きく低下する「脳卒中モデル」の要素と，緩徐に進行し全身の機能が低下する「廃用症候群モデル」の特徴の，2つの要素を併せ持つ症候群とも表現することができるであろう．

　本稿では，地域の中で直接心不全患者を支援するサービスの中から，訪問リハビリテーションにおいて，特に心不全をはじめとした心疾患の管理について解説する．訪問リハビリテーションの特性上，対象は高齢心不全患者を中心に解説をするが，若年の重症心不全患者についても，多くの部分が共通している．

[*1] Mitsuhiro SAMEJIMA，〒150-0031 東京都渋谷区桜丘町 25-18 NT 渋谷ビル 2F　ゆみのハートクリニック渋谷，院長
[*2] Yuichi ONIMURA，〒171-0033 東京都豊島区高田 3-14-29 KDX 高田馬場ビル 2F　医療法人社団ゆみの

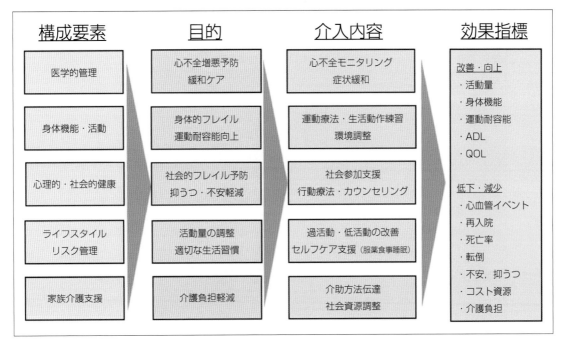

図 1. 心不全患者に対する訪問リハビリテーションの構造

(文献 3 より引用改変)

心不全の訪問リハビリテーション

　はじめに，本稿の対象である心不全の理解を深めるために，心不全治療について要点の整理をする．心不全治療の目的は，心不全の再発を防ぎ再入院率や死亡率を下げる「予後改善」と，うっ血などに起因した呼吸困難などを改善させる「症状緩和」の2つに大別される．また，日本循環器学会/日本心不全学会合同ガイドライン「2021 年 JCS/JHFS ガイドライン フォーカスアップデート版 急性・慢性心不全診療」に盛り込まれた心不全治療アルゴリズムの大きな変更点の1つとして，心不全治療は薬物治療と非薬物治療に明確に分けられている．非薬物治療は，植込み型除細動器，心臓再同期療法，呼吸補助療法，運動療法に大別される[2]．

　運動療法はリハビリテーションの重要な一要素であるが，訪問リハビリテーション介入における心機能の改善や再入院予防，症状緩和になる，といった明確なエビデンスは現在のところ示されていない．一方で，多職種の医療チームによる疾病管理プログラムが，①診療ガイドラインに基づく標準的医療の提供，②患者教育・生活指導・動機付けによる自己管理(セルフケア)の徹底，③電話や訪問でのモニタリングによる病状増悪の早期発見，などによる心不全の再入院抑制や生命予後の改善が報告[4]されており，包括的に介入することが Class Ⅰ からⅡaとして推奨されている[2,3]．

　また，心不全の進行度(ステージ)に応じて介入する目標を明確にすることで，特に退院後早期の再入院を防ぐこと，家族の介護負担を軽減すること，および終末期の不快な症状を緩和することなどの効果が期待できる．そのため，心不全の状態と介入目的，介入方法について，十分な吟味が必要と考えられる．ICF(国際生活機能分類)の概念を用いて対象の障害を俯瞰的に理解することも有用である．

　高齢心不全患者では，併存症や服薬アドヒアランス，移動能力，生活環境，認知機能，利用可能な社会資源などの複雑な機能不全状態を想定しながら情報を整理し，適切に介入をする必要がある[4]．**図 1**に，心不全の訪問リハビリテーションの構造を示す．

表 1. 当法人における訪問リハ介入している心不全患者の特徴(n＝119)

年齢(歳)	80.6±14.0	独居	28(23.5)
性別 男性	46(38.7)	臨床虚弱尺度	
NYHA		3：健康管理されている	2 (1.7)
Ⅰ度	8 (6.7)	4：ごく軽度の虚弱	13(10.9)
Ⅱ度	44(37.0)	5：軽度の虚弱	44(37.0)
Ⅲ度	63(52.9)	6：中等度の虚弱	39(32.8)
Ⅳ度	4 (3.4)	7：重度の虚弱	21(17.6)
LVEF(%)	44.4±14.0	要介護認定	
BNP/	284.5±301.5/	要支援1	11 (9.2)
NT-proBNP(pg/mL)	3232.0±3057.1	要支援2	10 (8.4)
心不全分類		要介護1	31(26.1)
弁膜症	36(30.3)	要介護2	20(16.8)
虚血性	35(29.4)	要介護3	7 (5.9)
高血圧	11 (9.2)	要介護4	15(12.6)
心房細動	11 (9.2)	要介護5	8 (6.7)
先天性	7 (5.9)	認定なし	14(11.7)
肥大型	4 (3.4)		
拡張型	2 (1.7)		
その他	13(10.9)		

n(%)，年齢，LVEF，BNP/，NT-proBNP：平均±標準偏差

訪問リハビリテーションの提供

現行制度において訪問リハビリテーションは，財源の面では医療保険，介護保険(介護予防を含む)の公的保険か，保険適用外(自費)で提供される．時期に注目すると，包括的心臓リハビリテーションの流れの中で，急性期，回復期は病院(施設)内のリハビリテーション，維持期(生活期)には病院(施設)への通院(通所)か，訪問リハビリテーションまたは，その両方を選択することができる．しかしながら現状は，心大血管疾患リハビリテーションが実施できる施設数に格差や限りがあり[5]，心不全に特化した病院(施設)でのリハビリテーションの供給は非常に少ないと言わざるを得ない．心不全パンデミックと表現される我が国において，地域における高齢者の心不全有病率を考えると，早急に体制の整備が求められる．実際に，昨今の現状を鑑みて特に病院(施設)から地域に戻るためには，十分なリハビリテーションサービスが提供されることが望まれることから，2022年度診療報酬改定において回復期リハビリテーション病院においても心大血管疾患リハビリテーションの適用が一部拡大されている．

実際の訪問リハビリテーションは，週に1回ないしは2回程度の頻度で行われていることが多い．前述した包括的心臓リハビリテーションの観点からすると，専門職や循環器専門医に限った介入のみならず，訪問看護師，ヘルパー，家族，および通所施設など，在宅生活に関わる多職種が心不全を理解し，食事，服薬，ADLはもとより，家事動作や社会参加を含めた様々な機会に個人の状態に合わせた介入ができるようになることが理想である．このような専門職と非専門職の間での知識，技術の共有に関しても，訪問リハビリテーションが架け橋的な役割を担うことが期待される．

表1は，当法人が訪問リハビリテーション／訪問診療を行っている119名の内訳である．平均年齢は80歳，臨床虚弱尺度(Clinical Frailty Scale；CFS)では半数以上が中等度以上のフレイルを有していた．しかしながら，患者の約7割は介護保険対象外または要介護2までで，心不全の重症度と介護認定には乖離があることがわかる．フレイルや日常生活自立度を考慮して買い物や家事動作，疾患管理として医療的処置などへ対応する

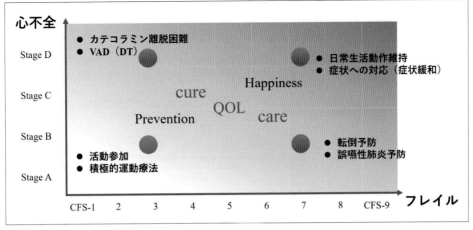

図 2. 心不全ステージ＋CFS

サービスを利用すると，介護度が低い場合は訪問リハビリテーションを利用する余地がなくなってしまう場合がある．退院後の生活を具体的に想定し，必要なサービスが必要な期間介入するためには，退院前カンファレンスや担当者会議などで，事前にしっかりと問題点，目標，目的について話し合いを行う必要がある．

退院直後の患者に対しては，介護保険から提供される訪問看護に対し特別指示書を発行することができる．不安定な病状や褥瘡などの医療処置に対して用いられるもので，2週間訪問看護が医療保険を利用して介入することになる．結果として，本来看護に割り当てられる予定であった介護保険の利用枠が空き，退院直後に訪問リハビリテーションが介入する余裕を作ることができる．また，介護保険にて訪問リハビリテーションを行っている際に，心不全の増悪や転倒を含め，合併症のために ADL が一定以上低下（Barthel Index または Functional Independence Measure が 5 点以上低下）した場合，2 週間を上限に，訪問リハビリテーションが医療保険にて 1 日 4 単位を上限に介入することができるようになる．このように，臨時で利用できる制度を適切に利用することで，より細部にわたって患者の生活を支援することが可能となる．

介入の実際とリスク管理

心不全患者の自宅療養におけるリスクとして，まず思いつくことは心不全増悪による再入院である．しかし当法人のデータによると在宅心不全患者の再入院は，転倒，肺炎など心不全増悪以外の原因が多くを占めている[6]．また患者本人の状態のみならず，介護負担が増加することによって，在宅生活の継続が断念されるリスクがある．一方で安易なオムツの使用やポータブルトイレの導入は，尊厳ある生活が侵されるリスクと考えることもできる．心不全が増悪することなく良好に管理され，転倒等の非心不全要因による入院を予防しつつ，介護負担を考慮し，最後まで住み慣れた場所で，その人らしく尊厳を持って暮らせることが，我々が求めるゴールであろう．

アメリカ心臓病学会（American College of Cardiology）において，心不全の病気はステージ A（心不全リスク群），ステージ B（構造的心不全），ステージ C（症候性心不全），ステージ D（難治性心不全）に分類されている[7]．また前述したように，高齢心不全患者の多くはフレイルの状態にある．**図2**に心不全ステージ分類に，CFS を加味し，病態に応じた介入の要点をイメージ図にして示した．

ステージ A の心不全の患者は，通院困難という訪問リハビリテーションの特性から，心疾患以外の原因で訪問リハビリテーション／訪問診療が導入されていると想定される．その場合，基礎疾患や既に存在する障害に対するリスク管理と平行して，心疾患の発生を防ぐためのライフスタイルリスク管理を行い，転倒，肺炎，褥瘡形成などの併

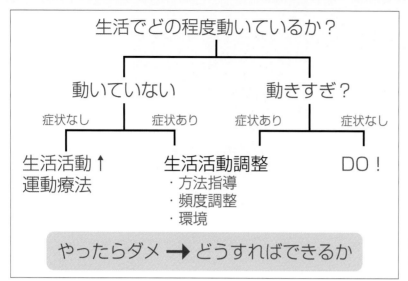

図 3.
生活活動量の調整

発に注意をする必要がある.

　ステージ B は,基礎心疾患の病態を理解し,心不全の発症を予防,または発症早期に介入し増悪を予防することが重要である.心不全を引き起こす三大原因は虚血性心疾患,高血圧性心疾患,弁膜症であるが,怠薬,塩分過剰摂取,過活動が誘因となることが多い.そのため,患者をベッド上で診るだけではなく,IADL,服薬管理,生活に関する興味関心,などを十分に理解したうえで,包括的なリスク管理を行う必要がある.布団からの立ち上がりや低い便座からの立ち上がり,洗濯物を持っての階段昇降,長時間の入浴など,生活の中にある心負荷の原因を評価し取り除く,代替手段を提案するなどの対応が重要になる.屋外歩行に関しても,心負荷に配慮をした適切な移動手段,歩行距離,途中で休憩する設定などの工夫が必要となる.

　ステージ C も基本的にはステージ B と同様となるが,特に退院早期の心不全増悪を念頭に,環境調整,活動量調整など積極的に介入する必要がある.リハビリテーション＝運動療法というイメージを強く持つ患者,家族,医療者にとっては,退院直後から訪問リハビリテーションを導入するのではなく,自宅での生活に慣れてから検討するという意見を実際の診療でしばしば耳にするが,生活に慣れる前に心不全が再燃するケースが多いことを知っておく必要がある.心不全再入院の約 3 割

は退院 2 か月以内に起こるため,リスクが高まる時期と言える[8].また心不全による息切れの原因を体力の低下と誤解し,頑張って運動を行う患者や,さらには「息切れをしないと運動をしている気にならない」という患者に出会った経験もある.その時点の心機能,筋力などに対して至適な運動量を提供することが心不全管理にとっては重要である.また一般的に高齢,心不全の重症度が高くなるほど,至適な生活活動量の幅は小さくなることから生活活動量の調整が重要であるため,図 3 のアルゴリズムのごとく,生活活動量を調整することが求められる.生活活動量の調整は,決して医療者が制限することを優先するのではなく,どうすれば患者が求める活動が実現できるかを考えることが重要で,ライフレコーダーなどの ICT 機器を活用することも,有用である.

　ステージ D は,症状緩和が中心となる.ここで言う症状には呼吸苦や身の置きどころのなさといった身体的苦痛のみならず,心理的苦痛,社会的苦痛,スピリチュアルペインを含んだ全人的苦痛(total pain)に対して支援をすることが求められる[9].コロナ禍において,ほとんどの病院や施設で家族を含め外部訪問者の面会が制限された.人生の最終ステージで,大切な家族や友人と隔離されてしまうことは大変な苦痛であると想像される.そのため,自宅生活の継続が困難となることが,既に全人的苦痛の緩和ができなくなるリスク

表 2. 呼吸困難感に対する非薬物療法

項　目	備　考
徒手による呼気誘導	マイルドに, 呼気を意識してもらう
動作時の呼気指導	力まずに穏やかに, 呼気を意識
リラクゼーション肢位（ポジショニング）	クッションやタオルを利用して本人が楽に感じたり換気が誘導される姿勢の調整
風を当てる	うちわや扇風機, 外気などを顔や四肢に
音楽	クラシックや1/fゆらぎの曲など, 本人が心地よく感じる音楽を流す
アロマなどの匂い	本人が好むリラックスできる匂い
三叉神経領域への刺激	前頭部を中心にマイルドなマッサージ
足底への圧刺激	本人が心地よいと感じる強さで

と考えて良いだろう. 人としての尊厳を考える際に,「寝・食・清潔の分離」が重要である[10]. 心不全が進行したとしても, 重度の障害があったとしても, 可能な限り排泄はトイレで行い, 食事は家族と一緒に食卓で食べ, 入浴をして清潔を保つことが尊厳の保持につながる. 残念ながら入院中の患者の中には, ベッド上でオムツ内に排泄し, ベッド上で清拭を行い, 排泄と清拭をしたのと同じベッド上で食事を摂ることがある. 入院中にそうであったからという理由だけで退院後も同じ生活にならないように, リハビリテーション専門職が介入し, 日常生活を再構築することが必要となる.

症状緩和

治療技術の進歩, 医療機器の小型高性能化, および多様な価値観などにより, 従来では想定していなかったようなケースの在宅療養を経験するようになっている.

ステージDの心不全患者の中でも, 移植を前提としない補助人工心臓植え込み患者(destination therapy; DT)や, カテコラミン依存で強心剤の持続点滴を行いながら地域で生活するケースが少しずつではあるが増えている.

心不全の進行とともに起こってくる呼吸苦や疼痛, 身の置きどころのない倦怠感などに対しても, リハビリテーションの介入が重要となる. 終末期の呼吸困難感に対する非薬物的介入の例を, 表2に示す.

おわりに

心不全は, 従来リハビリテーションの介入が避けられてきた疾患であると言える. 回復期リハビリテーション病棟へ転院の打診をしても, 不安定な心不全があるという理由から断られてしまうケースも少なくない. しかし冒頭に記したように, 心不全患者の多くは高齢者であり, 逆に高齢患者の多くは心不全を持っているのかもしれない. 心不全が不安定であることを理由に自宅, 住み慣れた地域で過ごすことを断念することを, 我々は防がなければならない. 心不全を特殊な疾患として扱わず, 高齢者医療におけるコモンディジーズとして扱うために, 本稿で示したリスク管理のポイントが一助になれば幸いである.

文　献

1) Kaku H, et al：Impact of hospital practice factors on mortality in patients hospitalized for heart failure in Japan—an analysis of a large number of health records from a nationwide claims-based database, the JROAD-DPC—. *Circ J*, 84 (5)：742-753, 2020.
　Summary 我が国の循環器疾患診療実態調査(JROAD)の大規模データから心不全患者における7日死亡率, 30日死亡率, 院内死亡率との関係を評価することを目的とした論文.
2) 筒井裕之ほか：日本循環器学会/日本心不全学会合同ガイドライン 2021年 JCS/JHFS ガイドライン フォーカスアップデート版 急性・慢性心不全診療.

〔https://www.j-circ.or.jp/cms/wp-content/
uploads/2021/03/JCS2021_Tsutsui.pdf〕(2022 年
7 月 30 日閲覧)

3) 牧田　茂ほか：2021 年改訂版心血管疾患におけ
るリハビリテーションに関するガイドライン
(2021 年 8 月 31 日更新).
〔https://www.j-circ.or.jp/cms/wp-content/
uploads/2021/03/JCS2021_Makita.pdf〕(最終閲
覧日 2022 年 7 月 30 日)

4) 鳥羽研二：高齢者総合的機能評価ガイドライン.
日老医誌, **42**：177-180, 2005.

5) 勝木達夫：心臓リハビリテーションの普及状況に
おける都道府県格差. 心臓リハ, **20**(1)：91-99,
2015.

6) 鬼村優一ほか：地域包括ケアシステムにおける心
臓リハビリテーション治療. *MB Med Reha*,
262：49-53, 2021.

7) Paul A, et al：2022 AHA/ACC/HFSA Guideline
for the Management of Heart Failure：A Report
of the American College of Cardiology/Ameri-
can Heart Association Joint Committee on Clini-
cal Practice Guidelines. *Circulation*, **145**(18)：
e895-e1032, 2022.
Summary 本年, 9 年ぶりに全面改訂された
ACC/AHA/HFSA のガイドライン. Stage A, B
の心不全予防にも焦点を当てられている.

8) Akshay SD, Lynne WS：Rehospitalization for
heart failure：predict or prevent?. *Circulation*,
126(4)：501-506, 2012.

9) Mehta A, et al：Understanding of the concept of
"Total Pain". *J Hosp Palliat Nurs*, **10**：26-32,
2008.

10) 鮫島光博ほか：高齢心不全患者の在宅診療と訪問
リハビリテーション. 心臓, **51**：468-474, 2019.
Summary 高齢心不全患者の在宅医療と訪問リハ
ビリテーションについて症例をもとに解説され
た文献.

MB Med Reha **No.281**：27-32, 2022

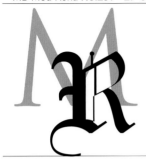

特集／訪問リハビリテーションで使える困ったときの対処法

「危険な動作をしてしまう時は？」
訪問リハビリテーションにおける危険な動作の考え方と対応方法（動作・認知能力によるリスクの管理）

原田　俊[*1]　　高橋　洋[*2]

Abstract　生活期のリハビリテーションが急性期，回復期と大きく異なるのはその実施場所が訓練室や病棟といった医療機関内に限らないことである．特に患者(利用者)の自宅で行うリハビリテーションは患者の住み慣れた環境で行うことができるという大きな利点に対して，転倒をはじめ，様々な有害事象に対する対策が医療機関内で行うリハビリテーションに対して脆弱である問題点も有している．この稿ではそのような「自宅」という環境の中で，セラピストがリスクをどのように短時間で効率的に見つけていくか，そしてそれを当事者である患者本人と最大の協力者である患者家族にどのように伝え，対策を講じていくかを事例を紹介しつつ提案したい．

Key words　訪問リハビリテーション(home visit rehabilitation)，生活期リハビリテーション(lifestyle rehabilitation)，リスク管理(risk management)

はじめに

　生活期リハビリテーションが，急性期，回復期，外来などの医療機関内のリハビリテーションと大きく異なるのは，実施する場所が自宅をはじめ，本人が居住する空間（以下，自宅）だという点である．この点は誰もが想像することができるが，実際の自宅の環境の多様さは退院前訪問指導や生活期リハビリテーションを経験しないと感じにくい部分でもある．実際私が訪問を行っている自宅でも，**図1**のように千差万別で同じ家はない．

　また，時代の流れとともに，生活期リハビリテーションに求められることも変化している．訪問リハビリテーションが開始された当初はいわゆる「寝たきり老人」の介護量軽減や家の中での動き方，住宅改修などの助言や指導[1)]をするサービスから始まったと言われている．そこから徐々に求められる役割が変わり，現在は「本人らしさ」を意識した自立した生活へのサポートが主体となっている．それに伴い，必要とされるリスク管理も多様なものになってきている．

　この稿では，生活期リハビリテーションでの動作時のリスク管理をスムーズかつ漏れなく抽出し，本人らしさを意識した介入方法を事例を通し紹介していく．

希望の確認・リスクの予想

　生活期リハビリテーションの特徴とは，本人，家族が望む生活への re-start となるタイミングであり，本人の主体性がメインとなる．生活期リハビリテーションではその主体性を引き出しつつ，危険動作を予測し本人の望む生活のサポートへ昇華していく．

　病院・施設では，動作・活動をそれぞれの職種が24時間観察し，リスク管理を行っているが，自宅では本人や家族が主体となりリスク管理をしつ

*1 Shun HARADA, 〒144-0035 東京都大田区南蒲田2-4-19 ANTビル4F　双愛会ファミリークリニック蒲田リハビリテーション課，課長
*2 Hiroshi TAKAHASHI, 社会医療法人社団 正志会 花と森の東京病院，リハビリテーション科

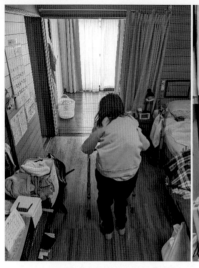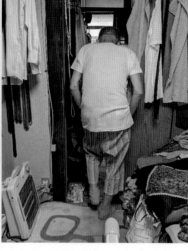

図 1.
様々な自宅環境
　a：比較的スペースがあり，福祉用具が導入しやすい．
　b：スペースが狭く，福祉用具の導入が困難

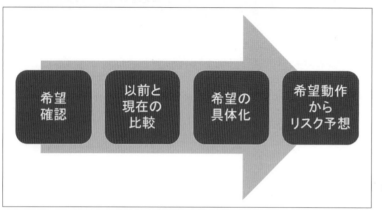

図 2.
希望を具体化し，リスクを予想

表 1. 希望確認

●本人の口から意見，意向を伝えられることが大事
　• 自宅内の○○○で過ごしたい
　• ペットと過ごしたい
　• トイレだけは行きたいなど
〈確認時のセラピストの姿勢〉
　• 困っていることは何ですか？　など，単純な質問から行う

表 2. 以前と現在の比較

●以前の家庭での役割を確認
　• 調理，買い物，洗濯，掃除，趣味など
●現在行っていない理由の確認
　• 足腰が悪い
　• やる気が起きない
　• 労作時に動悸や呼吸苦が出現する
　• 家族に止められているなど
〈確認時のセラピストの姿勢〉
　• 行えていない理由を○○○だからと思い込まない

表 3. 表 1，2 を具体的に引き出す方法

●本人が表 1，表 2 をより詳しく説明できるように促す
　• どうして○○○の動作をされているのですか？
　• なるほど○○○のためですね
　• これだと夜や体調の悪い時はどうしているのですか？
●具体的に出ない場合は場所や環境を変え質問する
〈より具体的に引き出す際のセラピストの姿勢〉
　• 「教えていただく」という姿勢で行う

つ生活する必要がある．そのため必要な情報を効率よく聞き出すことができない場合，セラピストが想像する目標と実際の生活が一致せず，必要な動作評価が足りず予期せぬ事故へとつながる場合がある．また，治療者側の思いが強くなりすぎ，本

人，家族の希望や生活とかけ離れてしまい，リハビリテーション拒否につながりリハビリテーションのスタートそのものができなくなることや，リハビリテーションの継続が困難になることがある．そのようなリスクを回避するため私は**図 2** の流れ

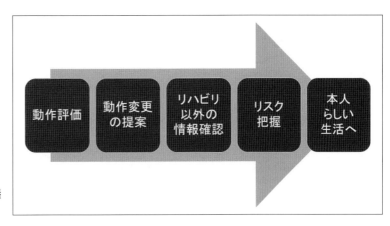

図 3.
動作評価からリスクの把握

表 4. 動作評価の方法

● **1日の流れをどのように行っているのかを確認する**
- 朝起きて，次に何をするのか，食事の後はどこで過ごしているのかなど

● **動作評価時は転倒，事故が「起こりそうになる」まで手を貸さない**
- 貸すことで，できると思い込んでしまうこともある
- できないことを共有することにより，自身の課題が明確になり，リハビリテーションへの意欲が向上する場合もある

● **手順や道具の使い方も本人が行っている方法で行う**

表 5. 動作変更の提案方法

● **本人が困っている箇所から提案**
- 来てもらえてよかった，相談しようと思っていただける関係性が大事である

● **小さな変化から提案**
- 家具を移動するなどを提案すると，動作パターンが変わることで不安につながり拒否につながることもある

● **動作や手順を始めは観察し否定しない**
- 正しい手順のみが正解ではない
- 慣れた動作の方が安定していることもある
- 本人の自尊心を傷つけないように配慮する
- 一緒に探していくという姿勢が大切である

で確認し，できるだけ本人の口から日常生活レベルでの希望を説明できるように促している．実際に促す際の例とし，**表1**のように初期時は簡単な質問で，本人がどのように感じているのか，何に困っているのか，どのように過ごしたいかといった希望を確認し，徐々に**表2**や**表3**のように情報を深く掘り下げていく．掘り下げることにより日常生活が具体的に把握でき，隠れたリスク予想が可能となる．

そのため生活期リハビリテーションでは疾患別リハビリテーションのリスク管理だけではなく，生活期リハビリテーションならではの視点を持ったリスク管理が必要となってくる．

動作評価からリスクの把握（図3）

生活期リハビリテーションでは1日の流れを確認し，本人らの話を聞きつつ実際にその動作を評価していく．そして，リハビリテーション時以外ではどのように動作を行っており，家族や介護職の方々がその動作をどのように感じているかの情報を集め，徐々に具体的なリスクを把握できるように準備していく．

動作評価（**表4**）では，本人や家族の介助を助けることはあえてせず，実際の動作を評価する．

評価後に動作の改善案の提案（**表5**）をする際は，まずは本人らが困っている点から介入していく．困っている点は本人らも意識している動作のため，動作の変化に気が付きやすい．動作の変更

表 6. リハビリテーション以外の場面の動作確認

●その他のサービスからも不安な動作を確認
・本人や家族，介護職の工夫でできていることもあり，それがリハビリテーションのヒントになる
・リハビリテーション時の動作と比較し，不安点などを明確にする

表 7. 定期的な動作評価

●行っていた動作ができなくなっていないか
・時間経過が長いため，徐々にできなくなってきていることがある
●終了後のリハビリテーション再開時の確認
・動作ができなくなったや行いにくくなったなどあれば，再度相談できるようにする

に対し「楽である」「行いにくい」といった本人の考えが表出され主体性を持ったリハビリテーションへとつながってくる.

リスクのある動作に本人らが「できている」という認識がある場合は，セラピストが口を出しすぎると，本人らからは「色々と注文を付けてくる人」とネガティブな印象となることがある. ネガティブな印象となると提案に対して受け入れがさらに悪くなってしまう. そのような場合は提案あるいは意見程度にとどめ，長期目標を「提案した動作の獲得」とし，短期目標を「関係性構築」とする. 関係性が構築された際に再度提案していくと受け入れやすくなり，リハビリテーションの効果を本人らが認識しやすい.

また，生活期は動作を確認できる機会が介入時のみと限られた時間となる. そのため動作の確認(**表6**)は家族や介護職の方からどのような動作に不安を感じているかなどを確認していく.

動作評価は定期的に行うことにより(**表7**)，本人，セラピストも時間経過での身体機能の変化や病態変化にも迅速に気が付くことが可能となる.

症 例

私の担当したケースでも安全面と本人の想いのずれによりリハビリテーション担当者変更依頼が出たことがあるので，紹介したい.

疾患：神経線維腫Ⅰ型

年齢：70歳代，女性

ADL：ピックアップ歩行にて見守りレベル

経緯：夜間ピックアップにてトイレに行く際に

転倒し，左大腿骨転子部骨折(Evans分類：type 1のgroup 1)

骨折に対して保存加療となり，左下肢荷重制限から車椅子生活となる. もともと活動量が低く，日中のベッド上臥床時間が延長し，廃用症候群に伴い身体機能低下.

その後リハビリテーションにて再度ピックアップ歩行まで可能となるが，トイレ歩行開始時期にセラピストと意見のずれが生じ，担当者変更の申し出があった. 意見のずれを解消するために**図2**，**図3**を用い介入した.

・希望確認(表1)

本人の希望は，歩けるようになったのだからトイレは自分で行きたい. また歩行についての意見，助言は聞くが自分の人生なのだから自分で判断する. 転倒したとしても自己責任なのだから歩行開始まで指示されたくないとのことであった.

・以前と現在の比較(表2)

本人の認識は転ぶ前のトイレに自立で行っていた時と現在の歩行能力は骨折前と同じ状態になっているとのことであった. 実際にリハビリテーション時のピックアップ歩行も転倒前と比べても歩行速度や安定性も転倒前と同じ動作能力となっている.

・表1，表2を具体的に引き出す方法(表3)

転倒前と同じ動作能力であれば再度転倒するリスクがあるため，以前とは違う動作改善の提案が必要であった. そのため本当に安全と考えているかを確認するため，本人へ「今は(日中は)歩けていますが，夜間も大丈夫ですか？」と聞くと，本人

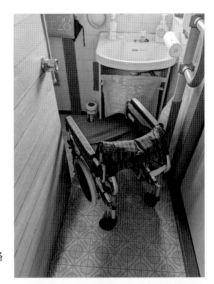

図 4.
トイレまでの車椅子移動困難な通路

a | b

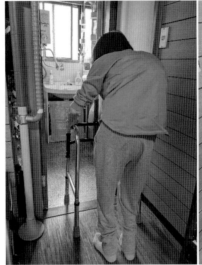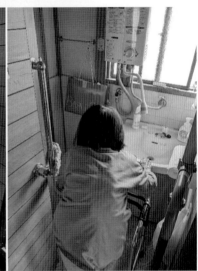

図 5.
ピックアップを使用したトイレまでの動線確認
  a：段差3cmのまたぎ動作訓練の風景
    体調が悪い際や，恐怖感が強い時は手す
    りを掴まれるように設置し，手すりがあ
    ることにより安心感も増え，安定し動作
    を行うことができるようになった．
  b：ピックアップでの方向転換訓練の風景
    扉を開ける際や，方向転換する際もピッ
    クアップに頼るのではなく，安定した支
    持物に掴まり動作を行っている．トイレ
    から退出時も支持物に掴まりつつピック
    アップを180°方向転換することで可能
    となる．

より寝起きは立ち上がり動作が行いにくい，時折
怖いことがあると話されるようになった．

　その後本人が話されたのは「安全のためはわか
るが，オムツ内に失禁しないといけないのが一番
の苦痛」と話された．

　今回の情報より，本人がトイレ動作自立という
希望を持っている限り，セラピストがトイレ動作
を止めても，本人は1人でも行うリスクが予想で
きる．そのため早期に本人の希望を安全に叶える
ために，リハビリテーションの目標をトイレ動作
自立とし介入していくことを提案し，了承をいた
だいた．

• 動作の確認（表4）
　話し合うまでは，トイレ内も動作を見せたくな
いと拒否があったが，話し合い後は動作を確認す
ることができるようになった．その際の歩行能力
であれば車椅子でトイレまで移動することの方が
安全であった．しかし図4のように車椅子では入
ることができず，本人の車椅子の操作能力では，
狭い通路を後ろ向きに出ることも困難であった．

　ピックアップ歩行は，課題が3か所あり，①段
差のまたぎ動作，②L字の曲がり角，③出る際の
ピックアップの方向転換であった（図5）．

• 動作変更の提案方法（表5）
　課題の3動作を安全に行うために，片手で支持

物に掴まり安定してから動作を行うことを提案した．初期時は以前の動作と異なるためピックアップから手を離すことに恐怖感があり手を離すことができなかった．そのため，立位にて支持物に掴まる練習から始め，徐々に本人の恐怖感が減少し，「これなら怖くないわ」と動作変更し安定した動作獲得となった．

- リハビリテーション以外の場面の動作確認（表6）

動作変更後も夜間にトイレへ行く動作は，転倒リスクが高いのは変わりがない．そのため表6のリハビリテーション以外の場面の動作確認とし，家族が判断できる準備を行った．今回は本人のスマートフォンにて歩行時の動画を撮影し，リハビリテーション時の動作レベルと変わらないかを家族に確認していただいた．

確認点を明確にしたことにより，本人，家族も必要な事項を遵守し歩行を行うことができ転倒なく過ごされている．

ピックアップ歩行が自立となった後，本人より「自身で動くことが大切だ」と意識が変化し，通所サービスへ通うようになった．通所施設でも自主練習を1時間行うようになり，趣味である読書を再開するなど活動量が増えてきている．

- 定期的な動作評価（表7）

本症例は，執筆段階では終了までたどり着けていないが，今後今回の評価動作を本人や家族で評価でき，終了へと繋げていければと考える．終了後に今回の評価動作を行いにくくなったなどがあれば，リハビリテーションを再開するという流れを作っていきたい．

まとめ

自宅での動作にてリスクを負ってでも無理に動作を行う原点はプライバシーの奥深くにある．その奥深くを把握することで隠れたリスク管理を明確にし安全な生活をサポートできるようになり，それが生活期リハビリテーションの大切な役割ではないかと考える．

文　献

1) 日本訪問リハビリテーション協会：新版訪問リハビリテーション実践テキスト，pp. 8-13，青海社，2016.
   Summary これから訪問リハビリテーションを始める方から知識を深めたい方におすすめの1冊.

Monthly Book

MEDICAL REHABILITATION

No.236
2019年5月
増刊号

好評
増刊号

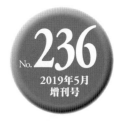

脳卒中
リハビリテーション医療
update

編集企画／**佐伯　覚**（産業医科大学教授）

182 頁　定価 5,500 円（本体 5,000 円＋税）

脳卒中のリハビリテーション医療の「今」がこの一冊で丸わかり！
update に最適な一冊です！

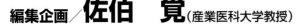

目 次

（株）全日本病院出版会

各誌目次がご覧いただけます！
www.zenniti.com

〒 113-0033　東京都文京区本郷 3-16-4　　　電話(03) 5689-5989　　　FAX(03) 5689-8030

MB Med Reha **No.281**:34-41, 2022

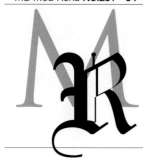

特集／訪問リハビリテーションで使える困ったときの対処法

「食べさせて大丈夫?」
在宅でのリスクを踏まえた
摂食・嚥下リハビリテーションの進め方

渋谷理恵*

Abstract 在宅での摂食・嚥下リハビリテーションを進める中で,困る場面は多々経験するが,一番困る場面は本人の能力以上のものを「食べたい,食べさせたい」と希望される場合ではないだろうか.「危ないので禁食に」という対応もまだまだ多い.ご本人,ご家族の希望に寄り添い,リスクを踏まえたうえで「食べる」という選択をする場合は,在宅チームがご本人のその時の能力に応じ,姿勢,食形態,食事のペースなどを検討し,その時点でのベストスワローを見つけていくことで,安全に食べることにつながると考える.評価の結果は,医師より「どのようなものを,どのような方法で食べれば比較的安全に食べることができるか,どのようなリスクがあるか?」をできる限りわかりやすく説明し,家族を含めたチームで情報共有する.そのうえでリハビリテーションを進めていくことが重要である.

Key words 摂食嚥下障害(dysphagia),誤嚥性肺炎(aspiration pneumonia),多職種連携(interdisciplinary collaboration)

はじめに

最近「リハビリテーション」,「誤嚥性肺炎」,「嚥下障害」という言葉がごく一般的な言葉になっている.嚥下障害があってもリハビリテーションを実施して,在宅で,何とか食べたい,食べさせたいというニーズは非常に多い.しかし,摂食・嚥下障害がある方が在宅で「食べる」ということは,少なからずリスクを伴う.本稿では,事例を交えてリスクを踏まえた摂食・嚥下リハビリテーションの進め方を紹介する.

摂食・嚥下リハビリテーション 在宅と入院の違い

在宅での摂食・嚥下リハビリテーションと,入院中の摂食・嚥下リハビリテーションの大きな違いと言えば「環境」と「専門職の介入頻度」が挙げられる(**表1**).

1.環 境

入院中は,病院の空間,背中の角度調整ができるベッドがあり,ベッド周りの空間も介助しやすく両側が空いている.吸引器も手の届くところにある.人的環境で言えば,看護師は常駐しており,何かあればすぐに医師が対応できる環境にある.

在宅では,家の居住空間,家にあるベッド,

* Rie SHIBUYA,〒158-0086 東京都世田谷区尾山台2-32-10アークファイブ尾山台2F すずらんこどもサポートクラブ,言語聴覚士

表 1. 入院と在宅の違い

		入 院	在 宅
環境	保険	医療保険	介護保険
	ケア計画	医師，看護師中心	本人，家族，ケアマネジャー中心
	ベッド	病院のベッド	家のベッド
	ベッド周り	両側空いている	部屋の広さに左右される
	医療機器	必要に応じてすぐに準備	準備すれば吸引器，在宅酸素
	食事	食べる能力に応じて調整された食事	手作り，市販，宅配弁当など
介入頻度	医師	毎日　必要時いつでも	通常1～2週間に1回
	看護師	毎日　必要時いつでも	週1回～毎日　30分～1時間
	介護士	毎日　必要時いつでも	週1回～毎日　30分～1時間
	リハビリ職	週5日～毎日　120分～180分	週120分まで
	家族	面会時	毎日もしくは必要時
	ケアマネジャー	入退院時	退院調整時より随時，最低月1回

ベッド周りも家の間取りに左右される．家族，ケアマネジャー，ヘルパー，訪問看護師，訪問診療などの在宅を支えるチームになるが，その環境は1人ひとり異なっている．

2．専門職の介入頻度

入院生活では，ほぼ毎日リハビリテーション職が介入し，3度の食事の時間は看護師や介護士などが食事に関わる．ミールラウンドなどにより食形態の検討も適宜行われる．

在宅では，専門職の関わることができる時間は限られている．リハビリテーションに関して言えば，訪問リハビリテーションは週に120分と決められているので，多くても週3回，1回に40分ぐらいしか直接関わることができない．訪問看護，訪問介護も，多ければ毎日関わることができるが，時間は30分～1時間と限られている．他に処置やケアがあるので食事に関わる時間となるともっと短くなる．

在宅の摂食・嚥下リハビリテーションの実際

リハビリテーション開始にあたっては，医師と一緒に初回評価を丁寧に行うことが大変重要である．したがって初回評価の際は，できる限り医師の診療に同行すると良い．

在宅での摂食・嚥下リハビリテーションの場合，かかりつけ医が他院の場合や，他院から退院して在宅に戻る場合，診療情報提供書やリハビリテーションサマリーにより入院時の能力，薬などの情報を把握したうえで初めてご本人とお会いして機能面，環境面の評価をし，希望を伺う．これらをもとに，医師よりご家族に向けて丁寧に予後の予測とリスクの説明を行う．その後，医師とセラピストで，今後の介入頻度やリハビリテーションの進め方について検討を行い，詳細な指示が出て初めてリハビリテーション開始の運びとなる．

1．機能面の評価

ADL，意識，姿勢，注意，非言語を含めたコミュニケーション，呼吸状態，構音，声の質，唾液の処理，舌や口唇の動き，軟口蓋の動き，頸部聴診，嚥下内視鏡検査(VE)，食べている場合には食事場面観察，場合によっては咀嚼ガムテスト[1]など．

2．環境面の評価

ベッドやベッド周り，使える物品，主に食事を作る方がどこまで対応できるのか，主に食事や口腔ケアの介助をする方は誰なのかなどの環境．

3．希望の聞き取り

ご本人，ご家族の食べることに関する希望．どんなものを，どのような頻度で食べていきたいのかを聞き取る．

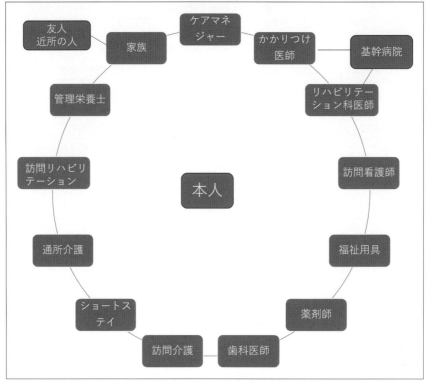

図 1. 本人を中心に各職種が連携を取りながらチームで支える.

在宅での摂食・嚥下リハビリテーションの内容

週に1回もしくは2回,全身状態のアセスメント,機能の評価を行う.その後のリハビリテーションの進め方は,個々の能力や環境によって違う.

基本的には,機能維持,向上のための自主トレーニングの提案,自主トレーニングができているか,自己流になっていないか,効果が出ているかのチェックと修正,その日に食べているものの形態のチェックと検討を行う.また,食事場面を観察し,安全に食べることができているかのチェックを行う.

ご家族がトレーニングや食事の介助をしている場合は,ご家族に介助の仕方やポジショニングなどのアドバイスを行う.他に食事の介助をしている事業者があれば,実施してほしいことなどを事業者に直接伝えたり,ケアマネジャーを通じて伝える.その他困っていることなどを聞き取り,必

要に応じて随時医師に相談する.

食べることは毎日のことであるため,ご本人,ご家族を中心として,かかりつけ医,ケアマネジャー,訪問介護,訪問看護,デイサービスなどの多職種と連携してリスクを共有して進めていくことが必要不可欠である(**図1**).

在宅リハビリテーションでの困った時の対処法

① 主な栄養摂取方法は胃ろうからの経管栄養,機能維持のためゼリー摂取をしている方が介入時に入眠していて起きない場合,誤嚥のリスクが高い.介入時の対処法は,全身状態アセスメント,ポジショニング,頚部リラクゼーション,口腔ケアなどを実施する.また,ご家族の話を聞き,介助方法などについてアドバイスを実施し,その日,直接訓練は行わない.

② 主な栄養摂取方法は3食ゼリー食を経口摂取している方が,能力以上のものを食べたいと希望している場合,希望する形態の食べ物を食べた場

合に誤嚥，窒息のリスクが高い．

　介入時の対処法は，持っている能力で希望の食べ物に近い，食べられる形態のものを提案する．ご家族が作るのが大変な場合は，市販のものでご本人の能力に合っている形態のものを提案する．

　③主な栄養摂取方法は胃ろうからの経管栄養で，食べる能力は十分あるのに介護力が追いついていない方の場合，能力低下や誤嚥のリスクが高い．対処法は，介入時のみ直接訓練．機能維持のための最低限のトレーニング提案をする．積極的に経口摂取を勧めない．

　④食べ続けたい希望はあるのに自主トレーニングができていない方の場合，機能低下，誤嚥のリスクが高い．介入時の対処法としては，介助者が無理なくできるトレーニングの提案を行う．支援者全体で共有し実施することで，機能維持を図る．

　⑤ADL全介助で，ベッド上で食事をしている方で，提案した介助方法やポジショニングが，いつの間にか変わっている場合，誤嚥，窒息，機能低下のリスクが高い．対処法としては，ケアマネジャーとこまめに連絡を取り，どういう経緯で対応が変わったのかを確認する．また，対応を変えた介助者にも連絡を取って，なぜ現在その対応をしているのかを確認し，そのリスクも含めて説明する．

　⑥主な栄養摂取方法は胃ろうからの経管栄養で，介入時のみの直接訓練を行っている方で，柔らかいからいいだろうと，家族が食べさせたり飲ませたりしてしまう方は，誤嚥，窒息のリスクが高い．対処法としては，医師よりリスクの説明をしてもらい，それでも食べさせたい，食べたい場合には，リスクを踏まえたうえで，頻度，姿勢，食形態などを検討し，その時点でのベストスワローを探っていく．

事例紹介

1．残存機能を最大限活かしてやわらか食を摂取可能になった例

利用者1　70代，男性．認知症．要介護5

現病歴　大腿骨頚部骨折による入院で食思不振，低栄養，サルコペニア

　家族は胃ろう造設をしない方針．リハビリテーション目的で入院

入院時評価　ADL全介助．食事は経口摂取．コミュニケーションは理解，表出ともに困難で時々発声が見られるのみ．常に唾液の咽頭残留あり．VEギャッチアップ30°．咽頭に泡状の唾液残留あり．着色水で嚥下反射惹起遅延あり．エンゲリードでは送り込み不良にて口腔内に残留．咽頭に落ちていったものに関してはクリアでき，唾液も一緒に嚥下可．完全側臥位[2]．咽頭に唾液残留あり．着色水では嚥下反射惹起遅延あり．エンゲリードでは送り込み不良にて口腔内に残留．右側臥位の方が咽頭残留は少ない．

　ゼリーを摂取する際，吸啜反射が観察され，吸啜した後嚥下反射が確認されたため，パウチタイプのゼリーを試した．パウチの先を持っていくと，ゼリーを吸啜し嚥下する様子が見られた．口腔内残留，咽頭残留なし．ムセあり

入院時リハビリテーションの方針　3食高カロリーのパウチタイプゼリーを3パック×3回完全側臥位で摂取してもらい，栄養状態の改善を目指す．

入院時リハビリテーション　コミュニケーション練習：視線を合わせて話しかけ，発声を促した．間接訓練はポジショニング，脱感作，口腔ケア，口腔内ストレッチなどを行った．直接訓練は右完全側臥位にてパウチタイプゼリー摂取した．

退院時評価　ADL全介助．コミュニケーションは，状況理解は可，時々有意味語の表出あり

　食事はパウチタイプ高カロリーゼリーを3パック×3回．リスクは誤嚥，窒息

　在宅での環境は，主介護者が妻で，日中独居．

利用サービスは訪問診療，訪問介護，訪問看護，訪問リハビリテーション PT, ST

退院時リハビリテーションの方針　在宅で安全に 3 食摂取する．

在宅で実施したリハビリテーション　ST 週 1 回 60 分．全身状態アセスメント，ポジショニング，コミュニケーション評価，口腔ケア，嚥下評価，家族の提案による食事形態評価，スプーンで食べる練習，連絡ノートにて情報共有，必要に応じ随時医師，ケアマネジャーへの報告

食事形態と姿勢の変化

1 か月目：食形態はパウチゼリー 3 パック×3 回，市販のゼリー，姿勢は完全側臥位

2 か月目：食形態はパウチゼリー 3 パック×3 回，市販のプリン，蒸しパン，姿勢は完全側臥位．家族より「蒸しパンを食べた」との報告があり評価したところ，咀嚼し，口腔内でペースト状にすることが可能，嚥下可，咽頭残留もなかったため医師に報告，そのまま進めた．同時に，家族により積極的に車椅子乗車などの離床も進めた．

3 か月目：食形態はゼリー食＋パウチゼリー姿勢はギャッチアップ 45°

3 か月後在宅で安全に食べることができると判断され ST 修了となった．

2. 家族の手作りソフト食で食べる楽しみを継続している例

利用者 2　90 代，女性．認知症，要介護 5

現病歴　脳出血，脳梗塞，両片麻痺．他病院より在宅に帰る前の環境調整とリハビリテーション目的で当院に転院

入院時評価　ADL 全介助．胃ろうからの経管栄養．コミュニケーションは状況下での理解はできることもあり，表出は「もういいわ」「あー」など拒否はできる．食べる意欲はあり．流涎あり．唾液の咽頭残留あり．VE ギャッチアップ 30°．着色水，エンゲリードともに喉頭侵入を認めた．送り込み不良で，代償動作として頸部を伸展させて嚥下する．本人の拒否により，完全側臥位は未評価

リハビリテーションの方針　本人，ご家族が食べたい，食べさせたい気持ちが強いため，リスクの説明をしたうえで，毎日の ST 介入時のみ完全側臥位でエンゲリード 29 g の直接訓練を行い，食べる機能を上げていく．

入院時に実施したリハビリテーション　間接訓練は口腔ケア，口腔内ストレッチ，口腔運動を兼ねた発声発語練習（ことわざ，反対言葉など），ティッシュを使用したブローイング練習を行った．直接訓練は左完全側臥位，エンゲリード摂取，主介護者への食事介助指導を行った．

退院時評価　ADL 全介助，胃ろうからの経管栄養がメインだが，ST，家族介入時にゼリー摂取できた．コミュニケーションは，状況理解は可．表出は気が向くと声かけに対し返事をする．単語レベルの発話はできる．リスクは誤嚥，窒息．在宅での環境は，主介護者が長女（長女と 2 人暮らし）．利用サービスは訪問診療，通所介護（週 2 回），訪問看護，訪問リハビリテーション ST 週 2 回，訪問マッサージ，ショートステイ

退院時リハビリテーションの方針　家での環境下で，嚥下機能を向上させていく．娘さんと一緒に喫茶店でコーヒーゼリーを食べることを目標とする．

在宅で実施したリハビリテーション　ST 週 2 回 40 分．全身状態アセスメント，コミュニケーション評価，嚥下評価，家族の提案による食事形態評価，ご家族と一緒に状況確認，目標について確認，デイサービスへの情報共有，必要に応じ随時医師，ケアマネジャーに報告を行った．

食事形態と姿勢の変化

退院時：食形態はエンゲリード．姿勢は車椅子座位

退院直後：食形態はエンゲリード，まるで果物のようなゼリー．姿勢は車椅子座位

3 か月目：食形態はまるで果物のようなゼリー，市販のカップゼリー食，デイサービスでおやつとしてゼリー持ち込み．姿勢は車椅子座位

6 か月目：食形態は手作りゼリー食（**図 2-a**）．姿勢は車椅子座位．

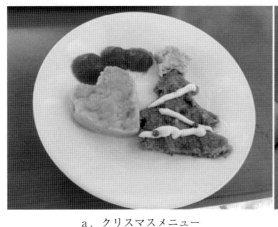
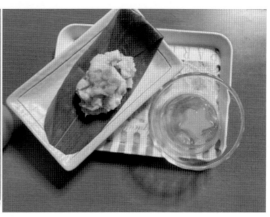

a．クリスマスメニュー　　　　　　　　　　　　b．七夕メニュー

図 2.

9か月目：食形態は手作りゼリー食，あいーと．姿勢は車椅子座位

12か月目：食形態は手作りゼリー食，あいーと（図 2-b）．デイサービスでペースト食，ただしペースト食はものにより逆嚥下して口唇からこぼれてしまう，また口に合わないと食べないため無理せず食べられるだけとする．姿勢は車椅子座位

喫茶店でコーヒーゼリーを食べに行く目標は達成．誕生日にはケーキを食べる，お正月にはゼリー食のおせちや餅ゼリーを食べるなど，メインの栄養は胃ろうからの経管栄養でありながらも，色々な食を楽しむことが継続できている．

3．薬剤のコントロールにより一口大やわらか食まで食形態を上げていった例

患者3　70代，男性．パーキンソン病，Yahr 5，嚥下障害，要介護5

現病歴　2018年からPT，ST訪問リハビリテーションで介入していた．2020年5月，散歩に出かけようとして玄関先で転倒，左大腿骨骨折で救急搬送，手術となる．整形外科入院中に誤嚥性肺炎発症．6月，リハビリテーション目的で当院に転院．薬剤のコントロール不良により覚醒が悪く，嚥下障害が顕著で，当院入院中にも誤嚥性肺炎発症．6月，PEG造設により薬剤コントロール良好になる．8月，退院．訪問リハビリテーション再開，PT/ST各1回．

退院時評価　コミュニケーションは，簡単な会話の理解可，支持動作に従うことは可能．表出

は小声で，早口等あり，聞き取りづらい．最長発声持続時間（MPT）測定不可．発話明瞭度3〜5．覚醒により発話明瞭度にムラあり．口腔機能は口腔内乾燥．口蓋，舌上に乾燥の汚れあり．開口，口唇閉鎖，問題なし．口唇突出，引き，動きの緩慢さ，動きの制限あり．舌突出は下口唇まで突出可．左右運動は口角に舌尖がつかない．舌尖挙上は拙劣．嚥下機能は唾液処理が難しい時があり吸引が必要．食事は経管栄養メイン，エンゲリードをST介入時とご家族指導時に摂取可．リスクは誤嚥，誤嚥性肺炎

在宅でのリハビリテーションの方針　安全な姿勢でゼリーを食べて機能の維持を図る．

在宅で実施したリハビリテーション　退院直後はバイタルチェック，ベッド上で口腔ケア，アイスマッサージ，発声訓練，口腔運動訓練，直接訓練（右完全側臥位でエンゲリード）など

3か月〜6か月はバイタルチェック，フリートークで評価．1週間どうだったかの聞き取り，自主トレーニングチェック（評価），新たなトレーニングメニューの追加があれば一緒に練習，食事場面評価，振り返りを実施した．

食事形態と姿勢の変化

3か月：食形態はトロミつきコーヒー，コーラ，ソフト食（図 3-a，b）．姿勢は車椅子座位

6か月：食形態は一口大で繊維の少ないもの（図 3-c，d），水分トロミ

介入6か月経っての食事状況・形態は，朝はバ

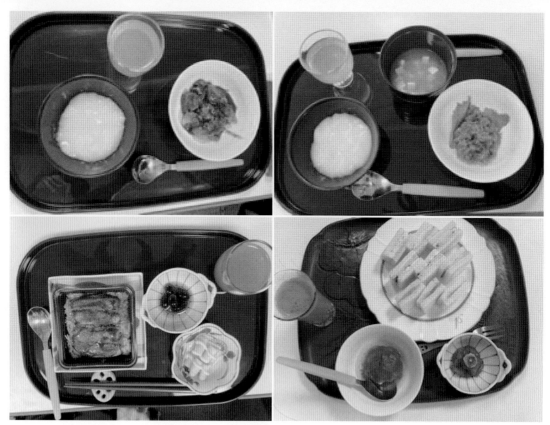

図 3.
a：粥ゼリー，煮物ゼリー
b：粥ゼリー，ネギトロ，味噌汁
c：あいーとうな重，ホワイトアスパラ，黒豆煮
d：サンドイッチ，トマトスープ，スムージー，柿

a | b
c | d

ナナヨーグルトやコーヒー，昼はメイン，夜はぞうすい．カロリー計算をして足りない分を経管栄養としていた．水分のトロミの濃さなどを都度検討することになり，当初の目標は達成したため，一旦 ST は修了．ADL アップ目的で PT の介入を増やすことになった．

4．経管栄養，気管切開，吸引ありで飴なめ，アイス摂取を継続している例

患者4　80代，女性．パーキンソン病，Yahr 5，嚥下障害，要介護5

現病歴　窒息により救急搬送，入院先病院でも窒息し気管切開，胃ろう造設

ケアマネジャーより訪問リハビリテーション依頼があり介入

初回評価　ADL 全介助，コミュニケーションは理解，表出ともに困難．発声不可

嚥下機能は唾液の垂れ込み，気管切開部からの漏れあり．吸引は常時必要

主介護者は長女．利用サービスは訪問診療，訪問介護，訪問看護，訪問リハビリテーションは PT 週2回，ST 週1回．本人，家族の希望は食べたい，食べさせたい．VE ギャッチアップ 30°では咽頭に泡状の唾液残留あり．着色水，エンゲリードともに嚥反射がすぐ出るが，吸引すると残留分が吸引される．右半側臥位でもギャッチアップ 30°時と変わらず，口腔内残留，咽頭残留なし．ムセあり

リハビリテーションの方針　本人，ご家族が食べたい，食べさせたい希望が強いため，誤嚥と誤嚥性肺炎のリスクを医師より説明，食べた後に必ず吸引するという約束で，エンゲリードから直接訓練し，嚥下機能の維持を図る．

在宅で実施したリハビリテーション　コミュニケーション練習として視線を合わせて話しかけ，覚醒を促す．手のジェスチャーで意思表出を促す．間接訓練，ポジショニング，口腔運動など．直接訓練として右半側臥位にてエンゲリード摂取，摂取後吸引．

　介入2週間後にインフルエンザ発症，急性期病院に2週間入院．摂食嚥下訓練は実施されなかった．

退院後評価　ADL全介助，コミュニケーションは状況理解可，表出は手振り，表情など．

　嚥下機能は唾液の処理困難だが唾液嚥下の反射はあり．嚥下音は大きく努力性．気管切開部より唾液の漏れ，鼻腔逆流あり．栄養は胃ろうからの経管栄養

リハビリテーションの方針　安全に味を楽しむ

在宅で実施したリハビリテーション　全身アセスメント，1週間の様子を家族に聞き取り．コミュニケーション練習は視線を合わせて話しかけ，覚醒を促す．手指模倣やジャンケン，楽器を鳴らす，ベルを鳴らしてイエス・ノーを伝える練習をした．間接訓練はポジショニング，口腔運動など．直接訓練は右半側臥位で棒付きキャンディー，凍らせたポリ入り清涼飲料水，摂取後吸引を実施した．医師，訪問看護，ケアマネジャーへの連絡

　家族が時々赤ちゃんせんべいなどを食べさせていたため，都度医師より窒息，誤嚥性肺炎のリスクの説明をしてもらった．次第にご家族もご本人の能力に気付き，食形態を上げることはせずに味のバリエーションで対応するようになり，飴なめ，アイスなめを継続することができている．

おわりに

　リスクを踏まえた摂食・嚥下リハビリテーションの進め方について事例を交えて紹介した．在宅で，食べることを支えていくには，ご本人，ご家族を含めた在宅チーム，多職種でリスクを理解し，共有しながらリハビリテーションを進めていくことが重要である．

　在宅での摂食・嚥下リハビリテーションを進めるうえで，困った時に思い出していただけたら幸いである．

文　献

1) Wada S, et al：What type of food can older adults masticate？：evaluation of mastication performance using color-changeable chewing gum. *Dysphagia*, **32**：636-643, 2017.
2) 福村直毅ほか．重度嚥下障害患者に対する完全側臥位法による嚥下リハビリテーション─完全側臥位法の導入が回復期病棟退院時の嚥下機能とADLに及ぼす効果．総合リハ，**40**(10)：1335-1343, 2012.

MB Med Reha **No.281**：**42-46**, 2022

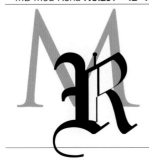

特集／訪問リハビリテーションで使える困ったときの対処法

「訪問リハビリテーションでの医師の役割は？」
訪問リハビリテーションにおける医師の診療

深町唯博*

Abstract 医師が訪問リハビリテーション診療を実施するにあたり，利用者から，担当療法士がいるので医師の診療は必要ない，と言われることがある．そこで，担当療法士との差別化を通じて，医師の訪問リハビリテーション診療における役割を検討した．① 一医師として，病状・投薬内容などを説明し，一医師としての信頼を得る．そしてリスク管理を行う．② 客観的に，目標となる心身機能・活動・参加の項目が 3 か月間で達成されているかどうか，評価・説明を行う．そしてモチベーション維持を図る．③ 介護者への配慮を行う．そして利用者へ介護者負担軽減をお願いする．④ 診療前後で担当療法士へのフィードバックを行う．そしてリハビリテーション診療の質向上に取り組む．以上により，リハビリテーション科医師としての独自の役割が果たせると考えた．また，訪問リハビリテーション診療は，利用者宅への訪問で行うアウェイであるため，外来リハビリテーション・回復期リハビリテーションよりも，利用者の生活を妨げないようさらなる診療時間への配慮を要する．

Key words リスク管理(risk management)，モチベーション維持(maintaining motivation)，監督(team manager)，選手(player)

はじめに

当院は，北海道の西胆振地区にある医療療養型のみの 130 病床の病院であり，西胆振地区（登別市・室蘭市・白老町：計人口 15 万人弱）で約 120 名前後の訪問リハビリテーション利用者を抱える，この地区では 2, 3 番手の訪問リハビリテーション提供者である．

医師の訪問リハビリテーション利用者への訪問診療を開始した約 4 年前当初は，全国的に約 17% 前後しか，訪問リハビリテーション利用に対し正式な医師の診察がなされていない状況であった．よって，利用者宅へ医師が，リハビリテーションに特化して訪問診療を行うことはとても珍しい状況であった．

そのため，歓迎される場合も多々あったが，拒否されることも少なからずあった．特に，医師の診察なく訪問リハビリテーションを長く継続してきた利用者から，クレームが寄せられた．拒否される理由としては，① 担当療法士と気軽にリハビリテーションを施行しているのに，医師が来ると緊張するので受け入れられない，② 担当療法士にリハビリテーションのことを聞けば十分であり，医師の診察は必要ない，第一，普段診ていない医者に，普段関わってくれている担当療法士以上のことがわかるはずがない，無駄だ，③ 医師の診察料がかかるので，コストの負担になる，といったものがクレームとして挙げられていた．このような指摘を受けて，確かにその通りだ，と納得できる場合もある．なぜなら，今まで，医師の診察は重視されておらず，実態上は療法士などにほぼ任せっきりであったからである．そして，それであ

* Tadahiro FUKAMACHI, 〒 059-0027 北海道登別市青葉町 34 番地 9　登別すずらん病院，副院長

る意味うまくまわっていたこともあった．それなのに，なぜ今更，医師がその関係に割り込んでくるか？　そういった声がちらほら聞かれた．

このような声に対し，訪問リハビリテーション診療における医師の診療は何をすればよいのか？との疑問が生じる．さあ，困った．ここから，私見を述べたいと思う．

訪問リハビリテーション
診療スタイルについての検討

①は，担当療法士と同様の，対等な目線で接し，腰を低く，気軽・気さくな態度を心掛けるしかないと思う．③も，リハビリテーション診療を充実させるための国の施策であるため，受け入れていただくよう，辛抱強く説得するしかないと思う．

すると，一番の課題は，②「担当療法士にリハビリテーションのことを聞けば十分であり，医師の診察は必要ない．第一，普段診ていない医者に，普段関わってくれている担当療法士以上のことがわかるはずがない，無駄だ」に尽きる．私の場合，面と向かって言われたことはないが，利用者からは，なんとなくほのめかされたことがある．また，担当療法士などから，単刀直入な意見を言われた，などとも聞いた．

確かに，担当療法士は，週1～2回リハビリテーションに関して直接関わっており，3か月に1回の診察しかしない医師は，リハビリテーションの状況把握に関しては，到底かなわないと思う．しかし，リハビリテーション科専門医としては，それでは情けない，何か利用者を満足させる方法がないかと模索した．

数年前受けた日本リハビリテーション医学会での研修では，リハビリテーション科医は，チームにおける選手というよりは，むしろ監督である，と言われた．この言葉が，訪問リハビリテーション診療における1つのスタンスを考えるうえで重要であるかな，と考えた．

純粋な内科的・外科的訪問診療は，型がありそ

うで実は特別な型はなく，個々の医師の流儀に任されている．あるいは，患者別に個別具体化されているように思う．それと同様，訪問リハビリテーション診療も個別化されていて，特定な型はないように感じる．

確かに，形式的には，3か月に1回，作成したリハビリテーション計画書の内容を医師が説明し，サインをいただく．それが，訪問リハビリテーション医の役割だと思う．しかし，それは，誤解を恐れず言えば，担当療法士でも十分可能であるようにも感じる．しかし，これでは「担当療法士にリハビリテーションのことを聞けば十分である」，といったクレームから抜け出すことはできない．

そこで私は，当初行っていた，計画書にサインをもらうための計画書の説明をする，という一律のスタンスを取るのをやめた．そして，利用者とその家族からの話をとにかく傾聴する．あとは個別化して，その都度，診察として行えることを考える．それに徹した．すると，一番要望として多かったのは（もちろん全員ではないが），医師に期待するのは，リハビリテーションに関することではなく，利用者自身のかかっている病気・外傷への説明であった．最初は，病気に対する説明をしてしまうと，内科的診療と変わらなくなり，さらに，その診療を行っている別の担当医に対する越権行為となるため，リハビリテーション診療ではない，極力やるべきではない，と考えていた．しかし，なかなか溝の埋まらない利用者もいたので，そのような先入観を廃止し，まず，とことん内科医になろう，試しに徹底的に病気に対する対応を行ってみようと試みた．ただし，別にいる主治医への信頼を損なわないような十分な配慮・エチケットが必要だと思われる．

すると，これが効を奏して，かえって，リハビリテーション科医としての責務を全うできるようになるケースもあった．方法としては，大多数の利用者はたくさんの病気を抱えており，たくさんの薬を服用しているので，まず初診時に，すべて

の服薬中の薬の薬剤情報書を見せてもらった．そこで薬の説明をすごく丁寧に行った．すると，ほとんどの利用者は，薬に対する理解とそれに対応する病気への理解が足りないことがわかった．例えば，自分が糖尿病であることや，高血圧症であること，安定剤や眠剤などが入っていること，抗血小板剤や抗凝固薬を飲んでいることなどを把握していない方も少なからずいた．自分のかかっている知らない病気，知らなかった薬を飲んでいることを把握して，びっくりしている方も結構いて，それに関して感謝されることもしばしばであった．恐らく，たくさんの科にかかり，多大な待ち時間で疲れ切ってしまい，忙しそうな担当医師に質問することもままならず，受動的になり，自分の病状を把握しきれていないのだと察した．このように，利用者自身の病状の交通整理をしてあげることは，これは，療法士にはできない，医師にしかできないことだと思う．そして，これが実はリハビリテーション科医として最も重要な役割であるリスク管理につながることもわかった．糖尿病と知らない人がその治療をしていることがわかれば，低血糖となる時間帯にはリハビリテーションや自主練を避けるべきであるとか，血圧が高いことを自覚してもらい改善する生活をしてもらうことでリハビリテーションに対するリスクを低減できるとか，不必要な安定剤・眠剤をやめることを主治医と相談していただくことにより転倒リスクを下げることができるとか，医師の適切な介入により，担当療法士でない立場からも役立つことができる．これにより，利用者からの信頼も得ることができて，次のステップであるリハビリテーションそのものの診療にも入りやすくなった．投薬内容だけでなく，疾患や外傷などの一般的な知識や気をつける点を，わかりやすく丁寧に説明するだけでも，かなりの信頼を得られるケースも多かった．

次のステップとしてのリハビリテーション診療の内容は，前述した通り，個別化されるとは思うが，典型例としては，計画書内での重要箇所に関

しての診療を行うことだと思う．これに関しては，具体的には，目標の設定と実行後評価からなると思う．目標設定後，利用者と担当療法士との間で，当初の目標を見据えながら，日々修正しつつリハビリテーションを行っていくが，その目標となる心身機能・活動・参加の項目が短期目標（3か月間）で達成されているかどうか，これを客観的に評価することがリハビリテーション科医の，次に重要な役割だと思う．例えば，訪問リハビリテーションにより，両下肢・体幹筋の筋力が向上し，目標設定時の歩行器歩行から改善して4点杖歩行自立可能となり，本人が希望していた近所の公園への散歩や，自治会活動への参加が可能になったケースがあるとする．3か月前歩行器歩行だったところから，今回は4点杖歩行を行っているところを見せてもらったり，近所の散歩や自治会活動での楽しいエピソードを聞かせてもらったりなどが重要と考える．喜びや充実感を共有し，さらなるモチベーションを高めていくことなど，これらもリハビリテーション科医の重要な役割である．もちろん，短期で目標を達成できなかったり，維持レベルが精いっぱいであったり，ADLの低下が防ぎきれないケースも多々あり得る．その時でも，それぞれの状況に合わせ，評価し共感し，支え合うことが必要だと感じる．この先生は，自分の病気や外傷のこともすべて熟知してくれたうえで，在宅生活を送れるためのリハビリテーションまで支えてくれている，担当療法士とは違うバックグラウンドで，違う視点で関わってくれている，そう思ってもらえることが肝心だと思う．

次に，主たる介護者との関わりも大事になってくる．利用者と同等に介護者の心身の状態もサポートが必要であると考える．介護者が健康でないと，利用者の在宅生活が困難となるからである．必ず，介護者へも，介護者自身の心身の状態をお伺いする．そして，ねぎらい・共感の言葉をかけ，困りごとなどないかも必ず確認する．また，ケアマネジャーや担当療法士などとも協力して，利用者にお願いする場合もある（彼らの意見だけ

では利用者が納得しない時など）．例えば，夜間は
ポータブルトイレや尿瓶やおむつなどの使用を利
用者にお願いして，夜間の介護者のトイレ介助を
減らして介護者の休養を確保したり，介助者のレ
スパイトのため利用者にデイサービス・デイケア
の利用を勧めてみたり，なども行う．リハビリ
テーション科医もあくまでチームの1人であるの
で，ケアマネジャーや担当療法士などとも協働が
必要と感じる．

　さらに，担当療法士へのフィードバック（厳密
には診療前後だが）も行う．基本的には，担当療法
士は，利用者の信頼を得ており，成果も出ている
ので，ねぎらいが中心ではあるが，必要があれば，
心身機能・活動・参加の項目に関して，担当療法
士に伝わっていない利用者からの要望を伝えるこ
となどがある．また，利用者の希望に沿うため，
訓練内容の相談をすることもある．

　以上，あくまで利用者は多種多様であり，上述
のようにいかない場合も多々あるが，内科医（選
手）としてのポジションと，リハビリテーション
科医（監督）としてのポジションをうまく使い分け
ながら，担当療法士との差別化を図ることが重要
と感じた．

リハビリテーション科医師と療法士との実質的違いについての私見

　一般的に，利用者からの視点では，リハビリ
テーションは療法士の仕事，投薬治療は医師の仕
事，の固定観念がとても強いように感じる．これ
を打破し，リハビリテーション科医の存在感をア
ピールするために何をすべきか，療法士との実質
的違いを検討してみた．
① 療法士は，障害を基準としてアプローチ，リハ
ビリテーション科医師以外の医師は，疾患を基
準としてアプローチしており，療法士と違った
独自の視点を，一医師として提示できる（それ
ぞれのバックグラウンドである専門診療科ご
とで視点は異なると思うが，純粋なリハビリ
テーション科専門医としても，疾患基準でのア

プローチは十分可能と考える）．
　例：脳梗塞と脳出血の場合，疾患的には違う診
断・治療を要するが（一医師の立場），障害が両
者とも右片麻痺である場合，同じ障害としてリ
ハビリテーションが同じとなる場合がある（療
法士の立場）．
② リハビリテーション科医師は，PT・OT・ST
とすべての領域の知識を持っているため，リハ
ビリテーションの他職種からの視点を持ち，提
言することができる．
③ 担当療法士と利用者以外のリハビリテーショ
ン専門の第三者として，客観的な視点からリハ
ビリテーション成果を評価できる．3か月間で
の変化を読み取り，フィードバックすることが
可能である．担当療法士のみでは主観的な判断
しかできないこともあるため，利用者の利益と
ならないこともあり，リハビリテーションの質
向上に貢献できる．また，段差や手すり設置，
その他の環境設定や福祉用具の準備面でも，担
当療法士の気付かない視点から第三者的な立
場で提言できる．
④ 前述のように，リハビリテーション治療の面だ
けでなく投薬・利用者自身の病状などの知識の
面などでも貢献することができる．医師のみが
できる行為である．これにより，利用者に安心
を与え得るし，信頼も得られる．また場合によ
り，直接，リハビリテーションの安全管理面で
の指示も出せる．

まとめ

　訪問リハビリテーション診療医師の診療は，
① 場合にもよるが，利用者の疾患・外傷のできる
だけすべてを把握し，投薬・診療内容をわかり
やすく丁寧に，別の主治医の信頼を損なわない
ように十分に説明し，利用者から一医師として
の信頼を得る（主に初診時）．ただし，わからな
いところは，決して無理をせず，一般論にとど
めておく．一般論のわかりやすい説明でも，十
分に利用者から感謝されることが多い（担当療

法士との差別化，診療医師としての存在意義の
アピール，リハビリテーション科医の選手とし
ての役割）．
②① より得られた情報から，追加の安全管理上
の注意があれば，徹底する（リハビリテーショ
ン科医の監督としての役割）．
③典型例では，心身機能・活動・参加の目標設定
と３か月ごとの客観的評価を行い，説明後，計
画書にサインをいただく．そして，モチベー
ション維持を図る．ただし，個別化による違う
アプローチでも問題ないと思われる（リハビリ
テーション科医の監督としての役割）．
④ 必要があれば，介護者への配慮を毎回必ず行う
（リハビリテーション科医の監督としての役
割）．
⑤診療前後，担当療法士へのフィードバックを，
環境設定面なども含めて行う（リハビリテー
ション科医の監督としての役割）．

以上より，いきなりの監督では利用者からの信
頼が得られない場合があるが，選手として活躍し
認められれば，監督としても認められる場合もあ
る．いかがでしょう？

追 記

外来リハビリテーション・回復期リハビリテー
ションでのリハビリテーション科医の立場（ホー
ム）と違い，訪問リハビリテーションでのリハビ
リテーション科医の立場は完全にアウェイであ
る．病院においては，利用者（患者）は医療者に従
うしかないと考える傾向にあるため，ある意味，
診療しやすい状況にあると言える．しかし，訪問
リハビリテーション診療では，利用者としては，
必要のない者は家に来てほしくないと考えるのは
当然であり，診療に対するハードルは高くなると
思われる．これをどのように克服していくかは一
筋縄ではいかないと思われるので，今後とも個別
具体化した検討を要すると思われる．さらに，診

療時間に対する配慮も，外来リハビリテーショ
ン・回復期リハビリテーションよりも厳密さが要
求される．これらの診療と違い，訪問時間がずれ
ると，利用者宅の食事の時間や他のサービス（訪
問診療・訪問介護その他）などの時間とぶつかっ
てしまい，利用者宅の全員および他のサービス提
供者などにも迷惑をかけてしまう．よって，時間
厳守で要領よく次々と診療することが求められ
る．さらに，目標となる心身機能・活動・参加の
項目を決める際などに，利用者の価値観などにも
デリケートに対応しなければならない．ある脳出
血後の患者が，引きこもりがちで外に出ることを
躊躇していたので，参加の目標として，コンサー
トに行くことを提案した．大好きな歌手のコン
サートに行きましょう，車椅子でも行けますよ，
と提言したら，あとでお叱りを受けた．車椅子で
大好きな歌手のコンサートに行くのはみっともな
い，補助具が目立たない状態になったら行きた
い，デリカシーがない，と言われた．このように
利用者の価値観を汲み取ることが難しい場合もあ
るので，目標設定時にも細心の注意を要する．

最後に

以上，様々なことを考えてきたが，究極の私見
としては，「何か生活でお困りのことありません
か？（生活期リハビリテーションの原点）」をきっ
かけとして，① リスク管理（MIN），② モチベー
ション維持（MAX），この２つができれば，あとは
自由な診療スタイルでいいのかなと思う．最後ま
でお付き合いいただき誠にありがとうございまし
た．以上です．

文 献

1) 久保俊一ほか：生活期のリハビリテーション医
学・医療テキスト，医学書院，2020.
2) 阿部　勉ほか：訪問リハビリテーション完全マ
ニュアル，gene，2017.

MB Med Reha **No.281**：47-53, 2022

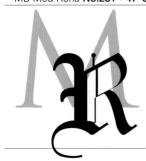

特集／訪問リハビリテーションで使える困ったときの対処法

「訪問リハビリテーションの感染対策体制は？」
訪問リハビリテーションを安心して提供するための感染対策とコロナ禍でもできること

内藤麻生*

Abstract　2020年の年明けから始まったCOVID-19の感染の広がりからほぼ2年半が経過する現在は，感染予防対策を行いながら訪問リハビリテーションを提供することが日常化してきた．感染拡大当初は感染に対する漠然とした不安や「訪問リハビリテーションは不要不急か」という周囲の声に現場も戸惑っていたが，利用者の安心した在宅生活を支えるためには，事業継続が何より必要であると我々も自覚してきた．利用者・家族にコロナ禍でも安心してサービスを提供するためには，現場で働く訪問リハビリテーションスタッフのメンタルヘルスも重要である．そのうえで利用者・家族の不安や辛さにも心を寄せ，「感染対策をしっかり行いながら，一緒に乗り越えていこう」という姿勢で臨みたい．オンラインの活用など，新しい取り組みの可能性も広げつつ，訪問リハビリテーションの強みである対面での温かみのあるサービスの継続を目指していきたい．

Key words　訪問リハビリテーション(home visit rehabilitation)，感染対策(infection control)，質の維持(keep quality)，事業継続の必要性(need for business continuity)

COVID-19の広がりと訪問リハビリテーション

2020年の年明けから始まったCOVID-19の感染の広がりからほぼ2年半が経過する現在は，感染予防対策を行いながら訪問リハビリテーションを提供することが日常化してきており，マスクやフェイスシールドを着用して利用者と向き合うことも特別なことではなくなってきているように感じる．2020年の春の急激なパンデミックの際には，「訪問リハビリテーションは不要不急か」「感染拡大防止のために，訪問リハビリテーション事業は中止すべきできはないか」という雰囲気もあり，実際に母体の法人の方針で訪問リハビリテーション部門を休止するという事業所もあった．休止に至らずとも，利用者や住宅系の訪問先からは「訪問お断り」が相次ぎ，訪問リハビリテーションの現場はまだ何者かわからないウイルスに対する心配と訪問リハビリテーションの存在価値を揺るがすような突然の出来事に，不安や戸惑いも広がっていた．

一般社団法人日本訪問リハビリテーション協会（以下，訪問リハ協会）では，COVID-19に関する情報提供や感染拡大の影響調査，コロナ禍における訪問リハビリテーションの提供に関連する研修を行ってきた．感染拡大の影響調査からは，訪問リハビリテーションを中断することによって心身機能の低下・廃用，ADLやIADLの低下など，生活への影響も明らかとなっていた[1]．訪問リハ協会で作成した新型コロナウイルス感染症対策（第4.2版）の中でも，「高齢者，障害者など特に支援が必要な方々の居住や支援に関する全ての関係者（生活支援関連事業者）」については，事業の継続

* Maki NAITO，〒002-0854　北海道札幌市北区屯田4条7-7-30　株式会社ハナミズキ　訪問看護ステーションつぼみ／日本訪問リハビリテーション協会，理事

の要請がなされていることを強調し[2]，外出自粛が広がり通所や通院を控える傾向がある中において，訪問リハビリテーションは「生活を支えるために必要な最後の砦」としてのサービス提供を求められていると自覚し，事業の継続に取り組むようメッセージを伝えてきた．

訪問リハビリテーションの現場における感染予防対策

これまでも，季節性のインフルエンザやノロウイルス，疥癬など，訪問リハビリテーションの現場で対処が必要な場合にそれに応じた感染対策は実施してきたが，COVID-19への備えとしては十分な感染対策マニュアルやBCP（事業継続計画）も用意されていない現場がほとんどであった．加えて，病院や施設とは異なる「在宅」の場での感染対策には，標準予防策の基本的事項についても応用や工夫が必要とされた．現在ではすでに多くの事業所が適切な感染対策を行ったうえで訪問リハビリテーションを提供しているが，再度整理をしておく．

1．職員の健康管理

多くの医療従事者と同様に，訪問リハビリテーションのスタッフも長く続くコロナ禍の対応に慣れてきているとはいえ，目に見えない負担の蓄積がある．徐々に世の中がwithコロナに舵を切っている中，医療や介護の従事者は職場や自分自身が課している「感染対策・行動制限」に疲れ，ストレスを感じていると考える．感染対策は，季節，地域，感染状況，ワクチン接種の有無など，それぞれの状況に合わせながら行われるべきである．以下に示すのは1例としての基本的な事項であり，それぞれの状況に合わせての運用が望ましい．

1）職員の体調観察

出勤前に必ず検温を行う．発熱や体調不良（咳，倦怠感，味覚や嗅覚異常）の有無を確認し，異常がある場合は管理者に報告し出勤を見合わせる，検査を受けるなどの対処を行う．体調の記録は，書面のほかにアプリなどを利用することで，習慣化

と報告を受ける側も管理しやすい方法をとる．体調不良時に無理をして出勤することは，感染拡大につながるため「休みやすい職場環境」を職場全体で意識づける．

2）プライベートを含む行動への意識づけ

訪問リハビリテーション従事者は「高齢者や持病のある方，感染により重症化する危険のある方に訪問している」ことを自覚し，職場以外での自身の行動のあり方には十分注意を払う必要がある．濃厚接触の可能性や感染拡大の防止のため，必要時は「いつどこで誰と，どのような環境で過ごしたのか」を説明できるように"記憶"を残す工夫が必要である．職場以外での行動履歴の報告や制限を課している法人や事業所においても，感染状況のフェーズに合わせて，制限を調整していく配慮が望まれる．

3）メンタルヘルスへの配慮

COVID-19など感染症を含めたCBRNE（chemical, biological, radiological, nuclear, high-yield explosives，化学・生物・放射性物質・核・高性能爆発物）による緊急事態は「特殊災害」と称され，このような五感では感知できない災害は，災害そのものによる被害とは別に，社会的な混乱を生じ，特定者（感染者や医療者）への差別や中傷などの社会現象が起きやすく，スタッフにも精神面での影響が及ぶ心配があると言われている．

訪問という特殊性や，公私ともに長期にわたる感染対策で，職員も管理者も相当なストレスを抱え疲弊していると認識し，セルフケア能力を高めるような働きかけ，休日の確保，リラックスできる話題や仕掛けを職場全体で作り上げるという工夫も必要である．資料を参考にしながら，自身の職場でできることを考えてみてはどうか[3][4]．

2．訪問先での感染予防対策

COVID-19の感染対策上重要なのは，呼吸器衛生／咳エチケットを含む「標準予防策」の徹底であり，在宅という環境や地域における感染状況に合わせて，接触感染予防策，飛沫感染予防策の追加が必要とされている[5]．以下に訪問先での感染予

表 1.

┌───┐
│ 【訪問先での感染対策の例】 │
│ □スタッフはマスク・ゴーグルやフェイスシールドの着用. │
│ □利用者・同居家族の体調不良時の事前連絡, 原則マスク着用のお願い. │
│ □サービス提供前後の手洗い(流水, 石鹸)もしくはアルコール消毒. │
│ □体液(唾液・痰・排泄物ほか)に触れるような場合は, ディスポーザブル手袋, エプロン(ガウ │
│ ン)の着用. │
│ □使用したペーパータオル, 手袋, ガウンなどは利用者宅で廃棄. │
│ □体温計・パルスオキシメータなどのバイタル測定グッズは測定後消毒. │
│ □電子カルテなどのモバイル機器は入室前に消毒. │
│ □訪問カバン(特に底)の消毒, 持ち込む物品は限定. │
│ ※夏場はマスクやフェイスシールドによる熱中症対策も忘れずに! │
│ ※個人防護具(PPE)の着脱は事前に実技練習を! │
└───┘

(新型コロナウイルス感染症対策(第4.2版)～安心して訪問リハビリテーションを提供するために～　一部追加)

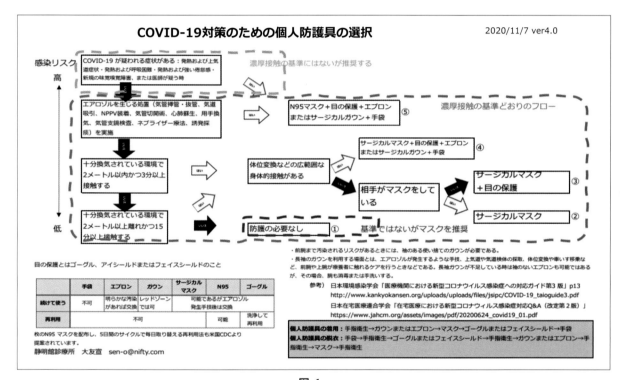

図 1.

（大友　宣先生，講演資料より抜粋）

防対策の1例を挙げる(**表1**). また, 感染拡大初期に札幌市の高齢者施設で起きたクラスター対応にご尽力された静明館診療所の大友　宣医師より, 「身体接触や近距離での会話, 呼吸リハビリテーションなどの機会が多い訪問リハビリテーション従事者は改めて感染対策を考えて欲しい」とご教示頂いた(**図1**). 訪問リハビリテーション従事者にとっても, 心得ておきたい内容であり紹介させていただく.

個人防護具(PPE)に関しては, マスクの再利用やカッパでの代用など, 必要物品の不足に悩まされることはなくなったが, 過剰な使用はPPEの無駄使いになり, また適切な取り扱いができなければ効果が薄くなる. これまで訪問リハビリテーションの現場ではPPE着用の経験が少ないと認識し, 書面などでの伝達だけでなく, 実際に着脱のトレーニングを行い準備をしておくと良い.

表 2.

(新型コロナウイルス感染症対策(第4.2版)～安心して訪問リハビリテーションを提供するために～　一部追加)

3．事業所内の感染予防対策

現在，COVID-19の感染者数は減少傾向にあるが，この先もいかに気をつけていても訪問リハビリテーションスタッフや利用者，それぞれの家族や関係者すべてが，いつどこで感染してもおかしくない状況は続くと推察する．たとえ感染者が出てもそれを広げないことが重要であり，そのためには事業所内の感染対策や勤務の工夫などが必要となる．

1）事務所での感染予防対策

すでに各事業所で感染予防対策が講じられていると思われるが，改めて1例を挙げる．低すぎるパーテーションや換気の不十分さ，食事や休憩の際の対策など，厳しいようであるが今一度見直しする際の参考にして欲しい(**表2**)．

2）勤務の工夫

表2に示した職場でのクラスター予防のために以下のような工夫を提案する．

- 事務所のスペースを考慮し，一度に多数のスタッフが滞在する時間を少なくする．
- 時差出勤，分散出勤
- 大人数での朝礼，終礼会議などを避け，広いスペースや換気の良い場所の確保．オンラインの活用
- 事務所内でスペースを分けて作業
- 利用者1人に対する複数担当制を一時的に1人担当にする．もしくはいつでも1人担当にできるようにシミュレーションしておく．

3）連絡方法とコミュニケーションの工夫

分散出勤や時差出勤など直接顔を合わせる機会が少なくなると，コミュニケーションエラーが起きやすくなるため，ICT(情報通信技術)の利用も含め，「報連相」を徹底できるように各事業所にあった方法を予め決めておくことが大切であり，管理者やリーダーは，スタッフとのやりとりに一層の配慮が必要となる．

多職種との連携は，「Face to Face」が重要との認識は変化ないものの，地域の感染状況を考慮し，いつも以上に書面，電話やFAX，メール，オンラインなど媒体を駆使して連携をとる工夫が必要である．リハビリテーション会議や担当者会議などのオンライン化も進んでおり，事業所としてオンラインでの会議に参加しやすい環境整備を進めることが望まれる．

コロナ禍でも質の高い訪問リハビリテーションを提供するために

1．利用者への情報提供とサポート

1）利用者へのCOVID-19に関する適切な情報提供

COVID-19の感染拡大以降，利用者やその家族向けに多くの「お願いごと」をしてきた．中には感染予防策の徹底のため，厳しい内容のものもあったと思われる．利用者や家族も，日々大量に流れるCOVID-19の情報を受け続け，大きな不安の中で他のサービス事業所や家族の職場や学校などからの様々な「お願いごと」に取り組んできたと思われる．感染拡大の影響調査では，コロナ禍で事業所として取り組み始めたこととして「利用者・家族への感染予防に関する啓発」という回答が多かった．医療従事者でさえ，日々変化していく情報を正しく理解するには時間がかかる．利用者や

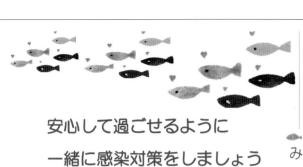

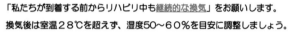

安心して過ごせるように
一緒に感染対策をしましょう

おもと会 訪問リハビリ（事業所名）

みんなで感染対策をしましょう。

●リハビリ職員
● 手指衛生（手洗い、アルコール消毒液）、マスク着用を徹底しています。
● 体温測定を行い、体調を管理者に報告しています。
● 人が集まる場所に行くことを控えています。

●利用者様・ご家族様
● マスクの着用をお願いします。
● 手洗いをお願いします。
● お部屋の換気を願いします。
「私たちが到着する前からリハビリ中も継続的な換気」をお願いします。
換気後は室温28℃を超えず、湿度50〜60%を目安に調整しましょう。

図 2. 利用者向けパンフレット（医療法人おもと会 訪問リハビリテーション作）

家族に対してはより丁寧でわかりやすいように書面などを工夫し，担当のスタッフが1人1人に合わせて理解できる説明する必要がある．お願いや禁止事項一辺倒ではなく「一緒に乗り越えていきましょう」という姿勢が重要である．季節や感染状況に合わせ，訪問リハビリテーションスタッフが知恵を出し合い作成した，医療法人おもと会訪問リハビリテーション作のパンフレット（図2）など，工夫を参考にして欲しい．「お願いごと」の中には，自事業所がとっている感染対策についてもわかりやすく掲載し，訪問スタッフが自ら丁寧に説明することで，利用者側も安心して訪問リハビリテーションを利用し続けることにもつながると思われる．

2）休止中の利用者に対するアプローチ

長く続くコロナ禍においては，様々な事情で「利用休止を選択するケース」もある．特に感染拡大初期には，多くの事業所で利用休止の方が一定数おられた．休止中の利用者へのサポートとして，電話などでの状況確認や相談窓口の設置，利用者それぞれに合わせた「自主トレーニング」の書面での配布など，各事業所とも工夫をされているが，休止中の生活機能の低下を把握し早期に対応する評価表の活用や，オンラインを利用したリハビリテーション指導の提供の試みなど，多くの事業所で新しい取り組みの報告がある[5][6]．

一方で宇田らの報告によると，自主トレーニングのメニューを提供しても，側で支援する家族や介助者がいない状態では，支援者がいる状態でのトレーニングよりも効果が認められないこと，また支援者がいても，支援者が負担に感じ疲労してしまったという研究結果もある．この点には十分配慮をして自主トレーニングの提案を行い，最終的には，休止期間をできる限り短くし，訪問リハビリテーションを継続できるように働きかけることが重要である．

2．実際の訪問リハビリテーションの工夫

コロナ禍で訪問リハビリテーションを2年半以上変わらずに提供をしてきたが，振り返ると利用者の目標設定，プログラムなど，大きく変更が必要だったものはない．外出を目標としている場合は，外出の一時見合わせや，外出先の変更などを

表 3. 新型コロナウイルス感染症と BCP

【BCP 作成のポイント】
□訪問リハビリテーションは「生命に直結」ではないが,「生活に直結」したサービスで業務継続の必要性があることを自覚.
□ BCP の方針は,「事業所の理念」や「大切にしていること」.
□ひな形や資料を参考にし,あくまで「訪問リハビリテーション事業所・訪問リハビリテーション部門」で運用できるものを.
□訪問リハビリテーション部門の責任者を決めておく.
□訪問リハビリテーション業務の中で優先順位を決めておく.
□平時の感染対策を見直すよい機会と考える.
□作成には管理者だけでなく,スタッフも関わり「自分ごと」として取り組む.
□有事を想定したシミュレーションを必ず実施.
□地域の感染状況や最新の科学的知見に合わせ,常にバージョンアップを.

(日本訪問リハビリテーション協会　学術大会 in 長崎 教育講演資料より)

考慮したこと,訪問時は会話も含め正面からのアプローチを避ける程度の変更である.COVID-19 関連の研修会での実践報告においても,言語聴覚士の訪問リハビリテーションの際は,摂食・嚥下訓練,言語訓練など,マスクを外す必要がある内容については,一時的に休止,透明なマスク着用,タブレット等で口元を映すなどの工夫をしているという報告があった.

　在宅生活をする利用者にとって,友人知人,離れて住む家族親族との交流の機会の喪失や,趣味活動,地域との交流など日常生活に制限を受けることは,非常に辛い状態である.定期的に訪問し一緒の時間を過ごすことができる訪問リハビリテーションにできることは,単に運動や作業に取り組むだけではなく,利用者の辛さや不安を受け止め,安心して毎日を過ごし,前に向かって進んでいくことができるように,徹底した感染予防対策を行ったうえでサービスを提供し続けることしかないと考えている.

3．リスク管理

　上記でコロナ禍であっても,訪問リハビリテーションの内容に変化はないと記載したが,辛さや不安を受け止める精神面での支援のほかに,見過ごされがちな体調の変化,リスクを早期発見し適切な対処につなげるという大きな役割がある.感染が爆発的に広がっている時期や地域によっては,事前の体調確認や訪問時の検温などで発熱や咳などの感染を疑う症状が認められた際は,一律訪問リハビリテーション中止と決めていた事業所

もあると聞く.もちろん感染予防の面では重要であるが,利用者の日頃の生活の様子や体調を把握していれば,コロナ感染のリスクが高いかどうか,尿路感染や脱水による発熱ではないか,アレルギーや喘息が悪化しているのではないかなどの判断はつきやすく,早急に対処すべき利用者の体調の変化を見落とさずに済む.コロナ禍に限らず,リスクを判断する目を養うには,日頃から体調観察を行う目を持つ必要があり,チェックリストの活用など意識を高める努力をしていきたい.

マニュアルの見直しと BCP の作成

　令和4年2月に訪問リハ協会が実施した実態調査では,感染予防マニュアルはほぼ整備されていたが,BCP の整備はごく一部であった.また法人や病院・施設の BCP は存在するが,訪問リハビリテーションの現場ではそのまま活用できないケースもある.COVID-19 の再拡大や新たな感染症が生じた際にも,事業を継続し訪問リハビリテーションを提供し続けるために,感染状況が落ち着いている時に整備を進めておく必要がある.既存のものや,ガイドライン[7)8)]を参考にしつつ,現場に即したものを作成することが望ましい.ポイントを表3に示す.

コロナ禍で学んだことと今後に向けて

　COVID-19 の感染拡大により,訪問リハビリテーションにおける感染対策を改めて整備することとなった.訪問リハビリテーションにおける感

染予防対策は，利用者と家族と「一緒に乗り越えていく」という姿勢が大切であり，災害時同様「平時にできないことは有事にはできない」と自覚し利用者や関連機関も含め，信頼関係をいかに築いておくかが重要と痛感した．

オンラインの活用でリハビリテーション会議や担当者会議，退院時カンファレンスなど多機関との連携をとりやすくなった面もある．また全国各地で行われている研修も web 化されたことで参加しやすくなったという声も聞かれる．新たなつながりの手段としてのオンラインの持つ可能性を広げつつ，やはり対面で温度感のあるつながりも訪問リハビリテーションの武器として大事にしていきたい．

文　献

1) 訪問リハビリテーション　訪問看護 I 5　新型コロナウイルス感染症感染対策(第 4.2 版)～安心して訪問リハビリテーションを提供するために～「現場でできること，すべきこと」．日訪問リハ協会誌，8(2)：2021.
2) 「新型コロナウイルス感染症対策の基本的対処方針」(令和 2 年 3 月 28 日「令和 2 年 4 月 16 日変更」付新型コロナウイルス感染症対策本部決定
3) 新型コロナウイルス感染症(COVID-19)に対応する職員のためのサポートガイド(jrc.or.jp)日本赤十字 HP
4) 20200511_75.pdf(jahcm.org)新型コロナウイルス蔓延期でも対応するための在宅医療・介護チームの 75 の手引き
5) コロナ禍での訪問リハビリテーション．日訪問リハ協会誌，8(2)：2021.
6) コロナ禍での生活期リハビリテーション―経験と学び―．*MB Med Reha*, 268：2021.
7) 000922077.pdf(mhlw.go.jp)介護施設・事業所における新型コロナウイルス感染症発生時の業務継続ガイドライン．
8) 20210203bcp(jahcm.org)穴うめ式で便利！かんたん！新型コロナウイルス感染症における業務継続計画作成マニュアル(小規模医療機関・施設版)．

MB Med Reha **No.281**:54-59, 2022

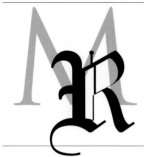

特集／訪問リハビリテーションで使える困ったときの対処法

「なにが虐待になるの?」
高齢者虐待防止法:訪問リハビリテーションで誤解されやすい虐待の定義と改善方法

米澤 　晃*

Abstract　　本稿では,高齢者虐待防止法の概要,高齢者虐待の定義,高齢者虐待の原因,高齢者虐待防止の対策について解説している.高齢者虐待防止法の概要,高齢者虐待の定義について十分に記憶・理解できていなければ,高齢者虐待を防止することはできない.

この2点を正確に理解できていない方は,まずはこの2点を正確に理解するよう心がけてほしい.

この2点について十分に理解できている方や管理者・経営者については,高齢者虐待を防止するために,高齢者虐待の原因,高齢者虐待防止の対策に関する解説をしっかりと読んでほしい.高齢者虐待の原因については,自身の事業所にも当てはまるものがないか,高齢者虐待の原因となる事情があるのに放置がされていないか,確認されたい.また,事業所全体で,高齢者虐待防止の対策を実施してほしい.

Key words　　高齢者虐待防止法の概要,高齢者虐待の定義,高齢者虐待の原因,高齢者虐待防止の対策

高齢者虐待の防止,高齢者の養護者に対する支援等に関する法律

1.高齢者虐待の防止,高齢者の養護者に対する支援等に関する法律(以下,「高齢者虐待防止法」)の成立の経緯

平成15年に厚生労働省(以下,「厚労省」)の委託事業として実施された「家庭内における高齢者虐待に関する調査」により,高齢者虐待のうち,21%が「危険な状態」,53.2%が「心身に悪影響」があることが判明した.また,当時,高齢者に対する身体的・心理的虐待,介護や世話の放任等が,家庭や介護施設等で発生しており,社会問題になっていた.このような状況を踏まえて,高齢者虐待防止法が,平成17年11月1日に国会において成立し,平成18年4月1日から施行されている.

2.高齢者虐待防止法の概要
1)目 的

高齢者虐待防止法は,高齢者虐待防止,養護者に対する支援等により,高齢者の権利利益の擁護を図ることを目的に,高齢者虐待の定義,国および地方公共団体の責務・役割,国民の責務,通報義務,市町村・都道府県の役割,養介護施設の設置者・養介護事業者の責務等を定めている.

以下では,上記の中でも重要な高齢者虐待の定義,市町村・都道府県の役割,通報義務の主たる内容について,説明する.
2)高齢者虐待の定義

高齢者虐待防止法上,養護者(高齢者の世話をしている家族,親族,同居人等)による高齢者虐待と養介護施設従事者等(介護老人福祉施設など養介護施設または居宅サービス事業など養介護事業の業務に従事する者)による高齢者虐待は,それ

* Akira YONEZAWA,〒530-0047 大阪市北区西天満4-1-15西天満内藤ビル602号　弁護士法人かなめ,副代表弁護士／中小企業診断士

ぞれ別々に定義がされているが，実質的な内容は同じである．

　具体的には，高齢者虐待防止法上の高齢者虐待とは，養護者および養介護施設従事者等が行う次の行為のことを言う（高齢者虐待防止法2条）．
① 高齢者の身体に外傷が生じ，または生じるおそれのある暴行を加えること（身体的虐待）．
② 高齢者を衰弱させるような著しい減食または長時間の放置，養護者以外の同居人による①③または④と同様の行為の放置等養護を著しく怠ること，または，職務上の義務を著しく怠ること（ネグレクト）．
③ 高齢者に対する著しい暴言または著しく拒絶的な対応，その他高齢者に著しい心理的外傷を与える言動を行うこと（心理的虐待）．
④ 高齢者にわいせつな行為をすることまたは高齢者をしてわいせつな行為をさせること（性的虐待）．
⑤ 高齢者の財産を不当に処分することその他高齢者から不当に財産上の利益を得ること（経済的虐待）．

3）市町村・都道府県の役割

　養護者による高齢者虐待については，市町村は，高齢者および養護者に対する相談・指導・助言を行い（高齢者虐待防止法6条），虐待の通報を受けた場合にはその通報事実を速やかに確認し（高齢者虐待防止法9条1項），必要な措置を行う（高齢者虐待防止法10ないし13条）．都道府県は，市町村相互間の連絡調整や情報提供等の必要な援助や助言を行う（高齢者虐待防止法19条）．

　養介護施設従事者等による高齢者虐待についても，市町村は，通報を受け付け（高齢者虐待防止法21条1項），その通報事実を確認するとともに，都道府県に報告し（高齢者虐待防止法22条），高齢者虐待の防止および当該高齢者の保護を図るため，老人福祉法上もしくは介護保険法上の権限を適切に行使する（高齢者虐待防止法24条）．都道府県も同様に高齢者の虐待防止および保護を図るため，老人福祉法上および介護保険法上の権限を適切に行使する（高齢者虐待防止法24条）．

4）通報義務

　高齢者虐待防止法は，以下の場合に市町村への通報義務を規定している．
① 養介護施設従事者等がその従事する職場において養介護施設従事者等による高齢者虐待を受けたと思われる高齢者を発見した場合（高齢者虐待防止法21条1項）．
② 養護者又は養介護施設従事者等による高齢者虐待を受けたと思われる高齢者を発見し，当該高齢者の生命または身体に重大な危険が生じている場合（高齢者虐待防止法7条1項，21条2項）．
③ ①② 以外でも，養護者又は養介護施設従事者等による高齢者虐待を受けたと思われる高齢者を発見した場合（高齢者虐待防止法7条，21条3項）．

　上記の通報義務は，いずれも「速やかに」市町村へ通報することを求めているが，③ については努力義務に留まっている．

　養介護施設従事者等は，上記の通報義務に基づく通報をした場合，通報したことを理由に，解雇その他不利益な取扱いを受けないとされており（高齢者虐待防止法21条7項），また，通報を受けた市町村や都道府県は，通報をしたものを特定させる情報の漏洩が禁止されている（高齢者虐待防止法23条）．

高齢者虐待の現状

　高齢者虐待防止法は，国に対して，「高齢者虐待の事例の分析を行うとともに，高齢者虐待があった場合の適切な対応方法，高齢者に対する適切な養護の方法その他の高齢者虐待の防止，高齢者虐待を受けた高齢者の保護及び養護者に対する支援に資する事項について調査及び研究を行う」ことを義務付けている（26条）．高齢者虐待防止法の施行を受け，厚労省が，高齢者虐待に関する調査を行い，その結果をHP上で公開している（https://www.mhlw.go.jp/stf/newpage_22753.html）．

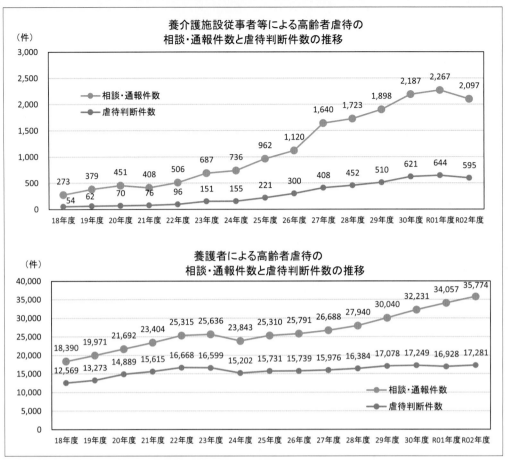

図 1. 令和 2 年度「高齢者虐待の防止，高齢者の養護者に対する支援等に関する法律」に基づく対応状況等に関する調査結果

(https://www.mhlw.go.jp/stf/houdou/0000196989_00008.html より引用)

直近の調査である令和 2 年度の調査結果を見ると，調査が開始された平成 18 年度から，養介護施設従事者等による高齢者虐待の相談・通報件数は約 7 倍，虐待判断件数は約 10 倍の件数になっている（図 1）．

他方で，養護者による高齢者虐待については，平成 18 年度と比較すると，相談・通報件数については約 2 倍，虐待判断件数については約 1.4 倍の増加になっている（図 1）．

図 1 からは，特に養介護施設従事者等による高齢者虐待の件数が増えているように見える．もちろん，実際に相談・通報件数も，虐待判断件数も増えているが，筆者の体感としては，発生件数自体が増えたというよりは，これまでに行われてきたケアが高齢者虐待防止法の成立やその後の啓蒙活動により，高齢者虐待の疑いがあるとして相

談・通報され，さらに実際に高齢者虐待であると認定されるようになった側面が大きいのではないかと思われる．

養介護施設従事者等の高齢者虐待の具体例

1．はじめに

厚労省の公表している「市町村・都道府県における高齢者虐待への対応と養護者支援について（平成 30 年 3 月改訂）」では，養護者，養介護事業者等による高齢者虐待類型についての具体例が紹介されている．本稿では，養介護事業者等による高齢者虐待類型について，具体例を引用しながら，適宜解説を加えたい．また，本稿では，特に，訪問系サービスで発生しやすい虐待類型に着目して解説する．

2．訪問系サービスにおける高齢者虐待の特徴

介護サービスの提供にあたっては，訪問系サービスであると，施設系サービスであるとを問わず，サービス提供の現場を家族が見ていない場合がほとんどで，加えて家族に十分な介護に関する知識がないことが多い．これに加えて，訪問系サービスは，原則として職員が単独で利用者の自宅を訪問し，サービス提供をする．そのため，常に他の職員の監視の目に晒されている施設系サービスとは異なり，訪問系サービスでは，サービス提供時に高齢者虐待があっても発覚しにくいという特徴がある．

他方で，訪問系サービスの従事者は，家族による虐待の第一発見者となることも多い．そのため，家族の状況を的確に把握し，場合によっては行政に対する通報等行政との連携を取る必要がある．

3．身体的虐待

暴力行為が身体的虐待に該当することは，介護従事者であれば誰でも理解していると思われる．

注意されたいのは，本人の利益にならない強制による行為，代替方法を検討せずに高齢者を乱暴に扱う行為も身体的虐待に該当するということである．具体的には，以下のような「緊急やむを得ない」場合以外の身体拘束や，不適切な介助行為も身体的虐待に該当する．

- ベッドからの転落を防止するために，日中でもベッドに柵を設けて下りられなくする
- 介護がしやすいように，職員の都合でベッドなどへ抑えつける
- 食事の際に，職員の都合で，本人が拒否しているのに口に入れて食べさせる

介護事業者の中でも，暴力行為など，刑法に定める暴行罪，傷害罪，強要罪，逮捕・監禁罪が成立する場合にのみ身体的虐待に該当するという誤解をしていることが多いので，注意されたい．

4．介護・世話の放棄・放任（ネグレクト）

訪問系サービスで問題となるネグレクトには，訪問時に介護サービスを提供しないことはもちろん，医療が必要な状況にもかかわらず，病院を受診させなかったり，あるいは救急対応を行わないことも含まれる．例えば，訪問リハビリテーションの際に，利用者の様子に異変があるにもかかわらず，いたずらにリハビリテーションを継続させたり，救急対応をしない場合には，ネグレクトに該当することになる．

5．心理的虐待

威嚇的な発言・態度（怒鳴る，罵る，脅す等），侮辱的な発言・態度（老化現象やそれに伴う言動等を嘲笑）が心理的虐待に該当することは言うまでもない．これらに加えて，① 高齢者の意欲や自立心を低下させる行為，② 心理的に高齢者を不当に孤立させる行為等も心理的虐待に該当する．

① については，本人の意思や状態を無視して，本人が介助を受けたり，時間をかければ自身でできることをさせないこと等が含まれる．例えば，トイレを使用できるのにおむつを使用したり，自分で食事ができるのに全介助すること等がこれに該当する．② については，家族への伝言を意図的に伝えない，理由もなく外部との連絡を遮断する，面会者が訪れても本人の意思や状態を無視して面会させない等がこれに該当する．

心理的虐待は，行為者が意識していなくとも，知らず知らずのうちに行ってしまうことも多い．仮に，利用者が認知症で判断能力が全くない状況でも，介護従事者は，人としての尊厳を持って接しなければならないのは当然のことである．介護保険法の目的にも，要介護状態の者が，「尊厳を保持し，その有する能力に応じ自立した日常生活を営むことができるよう」サービス提供をしなければならないと定められている（介護保険法1条）．今一度，自身の行動や他の職員の行動を見返し，心理的虐待にあたり得る言動をとっていないか検討されたい．

6．性的虐待

性的虐待とは，本人との間で合意が形成されていない，あらゆる形態の性的な行為またはその強要を言う．わいせつな行為だけでなく，高齢者を裸や下着姿のまま放置する行為や，人前で排泄をさせたり，おむつ交換をすること，または，その場面を見せないための配慮をしない行為も性的虐

待となる.

7. 経済的虐待

経済的虐待とは,本人の合意なしに財産や金銭を使用し,本人の希望する金銭の使用を理由なく制限することを言う.高齢者の金銭・財産を着服・窃盗する行為や使用するお金を不当に制限する行為が典型例となる.これらに加え,養介護施設従事者等の立場を利用して,お金を借りるような行為等も経済的虐待となる.

筆者が相談を受けたケースでは,訪問系サービスの介護職員が,利用者から継続的にお小遣いをもらっており,合計数百万円の贈与を受けていたというケースがあった.もちろん,十分な判断能力を有する高齢者が,真意に基づいて,第三者である介護職員に対して,贈与をすることは全く問題ない.しかし,実際には,判断能力が十分でなかったり,介護職員を自身に懐かせる目的があったりするなど,実質的には真意に基づかないケースが非常に多い.このような無用のトラブルを避けるため,事業所としては,職員が利用者から金銭を借りたり,贈与を受けたりすることを一律禁止すべきである.

8. 小 括

以上が,高齢者虐待の内容と具体例である.これを見ると,高齢者虐待は,「虐待」という文言に対する一般的なイメージよりも広い概念であることがわかる.これは,高齢者虐待をする意図がなくとも知らず知らずのうちに,高齢者虐待に該当する行為をしてしまっている可能性があることを意味している.今一度自身の行動を見返し,上記で説明した高齢者虐待に該当する可能性のある行為はないかを確認されたい.

高齢者虐待を防止するために

1. 高齢者虐待が発生する原因

筆者は,高齢者虐待が発生する原因として,次のようなものがあると考えている.① 虐待に対する知識・意識が不十分,② 利用者に対するリスペクトの欠如,③ 事業所内の雰囲気・風通しが悪い,④ 管理者のマネジメント能力不足.以下,そ

れぞれ説明する.

① 高齢者虐待に対する知識・意識が不十分

介護職員の中には,上記で説明した高齢者虐待の内容についての知識が不十分な者が一定数存在する.例えば,筆者が虐待通報後の行政による聞き取りに立ち会った際に,行政の担当者から「高齢者虐待の類型を列挙できますか」という質問に対し,全く回答できない介護職員がいた.このような高齢者虐待に関する知識が不十分な者が,自身の言動が高齢者虐待に該当すると認識できないまま,高齢者虐待を行ってしまっているケースがある.

また,高齢者虐待に関する知識があったとしても,高齢者虐待による利用者への影響がどれほど重大であるかを理解しておらず,決してしてはならないものであるという意識が薄い結果,漫然と高齢者虐待に該当する言動をしている介護職員も残念ながら存在する.

② 利用者に対するリスペクトの欠如

介護サービスの利用者は,体が不自由であったり,認知症等の影響で,判断能力が十分でなく,1人で日常生活を送れない方も多い.そのような利用者に対して,自分が介護をやってあげている,自分がいないとこの人は生活ができない等と安易に考えて,利用者を見下している介護職員が一定数存在する.特に,認知症の程度が高い利用者に対しては,何をしてもわからないだろうと考えている介護職員は多い.

このように,利用者を1人の人間として,リスペクトしていない職員が高齢者虐待をする傾向にある.

③ 事業所内の雰囲気・風通しが悪い

事業所内の雰囲気・風通しが悪い場合,虐待を防ごうとする意識が醸成されない傾向にある.例えば,事業所内での乱暴な言動や利用者を軽視するような言動が横行しているにもかかわらず,誰も注意しなかったり,注意しようとする者を逆に攻撃したりするような状況になっている事業所が典型例である.このような事業所は,虐待に対する歯止めが利かず,場合によっては無意識的に高

齢者虐待が発生している可能性が高い.

また,多くの場合,このような事業所では,従業員同士でのハラスメントも横行している傾向にある.

④ 管理者のマネジメント能力不足

上記①②において述べた内容は,もちろん個々の介護職員が気をつけ,意識をしなければならない事柄である.もっとも,介護事業者は,職員に対して,虐待に関する知識の教育や虐待への危機意識を植え付ける義務がある(指定居宅サービス等の事業の人員,設備および運営に関する基準第3条,37条の2参照).このような教育や意識付けを担うのは,管理者層であると考えられる.管理者層のマネジメント能力が低ければ,現場の職員に教育や意識付けが十分にできない.ましてや,管理者層自身の知識が不十分であったり,危機意識が低かったりする状況であれば,なおさらである.

また,事業所が上記③のような雰囲気になっているとすれば,その原因は管理者層・経営者のマネジメントが不適切であることにほかならない.

このような観点から,管理者層のマネジメント能力が不足していることが,虐待の大きな原因であることは明らかである.

2.高齢者虐待を防止するための対策

高齢者虐待を防止するためには,以下のような対策が考えられる.

① 高齢者虐待に対する正確な知識と危機意識を事業所内において共有する.

② 事業所内の雰囲気を良好にし,職員のモラルを向上させる.

③ 管理者のコミュニケーション能力,マネジメント能力を向上させる.

④ 高齢者虐待を早期に発見する仕組みを作る.

以下,具体的に説明する.

① 高齢者虐待に対する正確な知識と危機意識を事業所内において共有する

高齢者虐待を防止するためには,各介護職員が高齢者虐待に対する正確な知識と危機意識を身につける必要があることは言うまでもない.そのた

めには,外部講師を招いた定期的な研修を実施することが有効である.これに加えて,経営者・管理者の想いをしっかりと伝えることも重要である.経営者・管理者がどのような事業所を作りたいのか,その事業所を作るためにどのようなことを意識してどのように行動する必要があるのか,等を語ることにより,職員の意識が高まり,虐待の防止に繋がる.

② 事業所内の雰囲気を良好にし,職員のモラルを向上させる

事業所内の雰囲気を良好にし,職員のモラルを向上させるためには,事業所内のコミュニケーションを円滑化する必要がある.そのため,管理者が率先して,職員とコミュニケーションを取り,信頼関係を構築し,発言・意見がしやすい雰囲気を醸成する必要がある.

例えば,定期的に1 on 1面談を採用する等,密なコミュニケーションを取ることができる土台を作ることが有効である.

③ 管理者のコミュニケーション能力,マネジメント能力(上司力)を向上させる

管理者の上司力を向上させるためには,リーダー研修等の外部研修を受講する,経営者と理想の管理者像について議論する等が考えられる.また,様々な人に会って話をしたり,読書をしたりする等,人間力を向上させる必要性も高い.上司力を高めるためには,常に理想の上司像を意識しながら,向上心を持って自己研鑽に励まなければならない.

④ 高齢者虐待を早期に発見する仕組みを作る

高齢者虐待は,内部告発により発覚することが多い.そのため,定期的な社内アンケートの実施や内部通報制度の構築により,高齢者虐待の可能性を認知した職員がスムーズに告発ができるような動線を確保しておく必要がある.

また,高齢者虐待防止法21条7項に定められているように,内部告発した者に不利益を科すことは当然許されない.事前に内部告発に対する制裁を科さないことを明示し,内部告発がしやすい状況にしておくことも必要である.

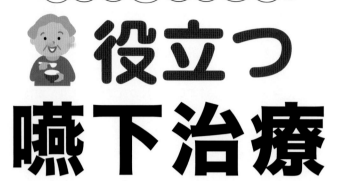

医療・看護・介護で
役立つ 嚥下治療
エッセンスノート

編著 福村直毅 社会医療法人健和会健和会病院,
健和会総合リハビリテーションセンター長

A5 判　全 202 頁　定価 3,630 円(本体 3,300 円＋税)
2015 年 11 月発行

嚥下障害治療に医師、看護・介護、歯科、言語聴覚士、栄養科など様々な視点からアプローチ!

超高齢社会を迎え、医療・看護・介護の現場で今後ますます必要とされる嚥下治療。本書は、嚥下障害の定義、咽頭・喉頭の構造、誤嚥のメカニズムなどの医学的な基礎を踏まえ、実際の検査や治療、日々のケアまで具体的に解説しました。食事介助、歯科診療、嚥下訓練、栄養管理など、各職種の専門性を活かしたチーム医療を進めるうえで知っておきたい知識も満載。
嚥下治療に関わるすべての方々のための実践書です。

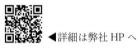

完全側臥位などの手法を、イラストや写真で解説!

◀詳細は弊社 HP へ

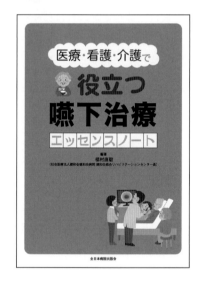

CONTENTS

 全日本病院出版会　〒113-0033 東京都文京区本郷 3-16-4　Tel:03-5689-5989
www.zenniti.com　　　　　　　　　　　　　　　　　　Fax:03-5689-8030

MB Med Reha **No.281**：**61-65**, 2022

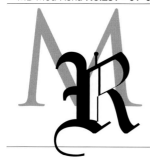

特集／訪問リハビリテーションで使える困ったときの対処法

「トラブルへどうやって対応すればいいの？」
訪問リハビリテーションのトラブル(苦情)への対応

青木雅裕*

Abstract 訪問リハビリテーションのトラブル(苦情)には情報共有不足やサービス内容への不満などがある．サービス提供の特徴から考えると，1人で対応することが多く，ビジネスマナーの必要性や病院と訪問サービスの違いなどによるものがある．また，訪問業務に関するトラブルは，職種経験よりも訪問経験の浅さが影響していることが示唆されており，教育制度の確立が大切である．トラブル(苦情)への対応としては，苦情をどのように捉えるのかがポイントであり，受付，事実の確認，対応方針の検討，苦情申出者への対応，示談・完了と流れがある．不適切な対応はさらなる苦情を発生させることもあることから，細心の注意と組織的な対応が求められる．苦情や意見に応えることは，トラブル回避だけでなく，これまで気づかなかったサービス提供の問題点を改善することにつながるため，組織的に苦情対応の整備をすることが重要である．

Key words 訪問リハビリテーション(visit rehabilitation)，トラブル(trouble)，苦情対応(complaint handling)

はじめに

現在，我が国では地域包括ケアシステムを推進しており，地域住民が互いに支え合い，人々が住み慣れた地域でその人らしく最後まで暮らし続けることができる体制を目指している．このシステムにおいて地域リハビリテーションの活動は重要であり，その一角を担うのは，訪問リハビリテーションである．

訪問リハビリテーションの請求事業所数は2019年で4,600事業所を超え[1]，2021年には4,946事業所[2]と毎年増加傾向にある．また，訪問看護の請求事業所数は2019年で11,795事業所となり，訪問看護ステーションにおける理学療法士などの訪問看護単位数は33%を超えており[3]，訪問看護

業務の一環としての理学療法士などによる訪問サービス，つまり訪問リハビリテーションの需要は高まっている．

一方，急激にニーズが増えたことから，病院や施設・通所とは異なる訪問リハビリテーション固有の業務環境を十分に理解せず，組織的な苦情対応体制の構築も遅れている実態があるのではないか．特に訪問リハビリテーションなどの訪問事業は1人で利用者宅に訪問することとなり，トラブル発生の際には迅速に，そして的確に対応することが求められる．そこで，本稿では，訪問リハビリテーションのトラブル(苦情)への対応について考えてみる．

* Masahiro AOKI, 〒101-0063 東京都千代田区神田淡路町2-105 ワテラスアネックス MS＆ADインターリスク総研株式会社リスクマネジメント第四部医療福祉マーケットグループ，医療福祉専任コンサルタント(理学療法士／介護支援専門員)

トラブルの発生・深刻化の特徴

訪問リハビリテーションのトラブルには，訪問予定日・訪問時間の確認・連携ミスなどの情報共有（連携）不足によるものやサービス内容に対する不満など，利用者本人や家族からのものがある．トラブルの発生，深刻化する原因について，訪問リハビリテーションサービス提供の特徴を踏まえて考えてみる．

1．訪問の現場は1人で対応することが多い

訪問リハビリテーションは，基本的に療法士が1人で利用者宅に訪問するサービスである．病院や施設とは違い，訪問スタッフは常に訪問サービス事業所の代表として，利用者に対応する必要がある．何かトラブルがあった際には，その場で上司・先輩・同僚に相談や応援をすぐに依頼することができず，経験年数に関わらず緊急時の対応も1人で考えて行動をしなければならない．また，トラブル発生時の初動の対応がうまくできないことで，さらなるトラブルの発展につながってしまうこともある．トラブルが発生した際に焦って対応してしまわないように，日頃からトラブルが発生した際の対処方法について検討しておくことが重要である．

2．ビジネスマナーが必須である

病院や施設での勤務においてもビジネスマナーは必要であるが，訪問リハビリテーションにおいても非常に重要である．訪問サービス提供時間の厳守や遅刻・欠席時の対応，利用者宅における礼儀・作法など，「専門職としての技術」以上にこのビジネスマナーは必要不可欠なことである．どんなに優れた技術を持っている療法士でも，ビジネスマナーができていなければトラブルの原因になることはある．言葉遣いや立ち振る舞いなど，個人では気づきにくい部分もあり，第三者のチェック体制が構築しにくい訪問リハビリテーションにおいては，これらの教育体制をしっかり整えておく必要がある．

3．病院と訪問での療法士としての立場の違い

病院でリハビリテーションを提供する場合は，強いて言うのであれば「療法士側がホーム」であり，利用者側はアウェーとなる．一方，訪問リハビリテーションの場合は「利用者側がホーム」であり，療法士側はアウェーであり，そのことをしっかりと認識していない場合，トラブル発生の一因となり得る．

病院におけるリハビリテーションの目的は，主に「退院後の在宅生活復帰」と明確なものがある．在宅生活の復帰に向けて，リハビリテーションに励み，たとえ痛みの伴うリハビリテーションであっても，耐えながら頑張れるものである．一方，訪問リハビリテーションの目的は日常生活の自立と社会参加の向上を図ることとなっており，在宅復帰を叶えた利用者の目的意識には違いがある．この意識の相違があるにも関わらず，病院のリハビリテーションのように療法士が主導権を握り，様々な指示をするリハビリテーションを展開してしまうと，在宅生活を実施している患者にとっては不快に感じる方も中にはいることを踏まえる必要がある．あくまでも療法士は利用者の住み慣れた自宅（ホーム）でリハビリテーションを提供させていただいていることを認識し，その生活の場を快適に過ごせるように助言し，快適に過ごすために必要なリハビリテーションを提案し，展開することが大切である．

トラブルの事例

訪問リハビリテーションにおけるトラブルの事例を紹介する．

事例1：約束した時間に来ない

「約束の時間になっても訪問リハビリテーションが始まらない」と利用者から介護支援専門員に電話連絡．リハビリテーションの時間が短くなるとの苦情である．

訪問リハビリテーションは，自転車やバイク，自動車などで利用者宅を訪問することとなる．バイクや自動車の場合，交通渋滞に巻き込まれるこ

とはあり，訪問時間に遅刻してしまい，苦情になることがある．契約時に「時間が多少前後する場合もある」ことを伝えることは必須である．また，5分以上遅刻する場合は，一度自動車などを停車させ，電話連絡をするなどの対応のルール決めも必要である．利用者の中には，遅刻をすることで訪問スタッフの安否を心配される方もいるので，約束した時間に訪問できない場合には，たとえ少しの時間であっても連絡を入れる必要がある．また，事故に合わないためにも，訪問の時間は余裕を持ったスケジュールを組むことも大切である．

事例2：病院と同じリハビリテーションをして欲しい

病院から在宅復帰して，リハビリテーションを継続する際に，「病院と同じリハビリテーションをして欲しい」と利用者から言われた経験は，訪問リハビリテーションのスタッフであれば経験したことはあるのではないだろうか？ 回復期リハビリテーション病院では1日最大9時間リハビリテーションを実施し，訪問リハビリテーションでは40〜60分といったところがほとんどで，リハビリテーションの目的やプログラムに違いがあるにも関わらず，それを理解していない利用者は多い．これは，病院の療法士が作ってしまう「リハビリ依存」の1例であるが，「病院と同じリハビリテーションをして欲しい」と言った要望は利用者の理解不足が要因であるものの，それらを放置すればサービス内容への不満につながり，さらにはトラブルに発展する恐れがある．介護支援専門員などと連携を図りながら，丁寧に病院と在宅でのリハビリテーションの違いなどについて説明をしてご理解をいただくとともに，段階を踏みながら柔軟に対応していくことが必要である．

今回紹介した事例はあくまでも訪問リハビリテーションのサービス提供時のトラブルの1例に過ぎないが，紹介した2例に関してのトラブルの原因は，利用者または利用者家族の理解不足やサービス提供側の説明不足によるものである．日頃から利用者または利用者家族とコミュニケーションをとりながら，お互いに認識の離齬がでないように心がけることが重要である．

トラブルの発生状況と対策

訪問業務に関するトラブルは，職種経験よりも訪問経験の浅さが強く影響していることが示唆されている．訪問リハビリテーション事業所におけるトラブルの発生状況は，療法士の訪問経験が1年以内の期間で82％であったとの報告がある[4]．訪問の経験の浅さが影響していることが考えられることから，教育制度の確立が大切であると言える．

教育により，トラブルを未然に防ぐ対策は実施していても，トラブルはゼロにはできないものである．未然防止に取り組むとともに，万一トラブルが発生したとしても，事後対策，特に初動対応を素早く，適切に実施することでその被害を最小限に抑えることが必要である．

トラブル（苦情）への対応

トラブル（苦情）への対応としては，苦情をどのように捉えるのかがポイントである．「なぜ，苦情を申し出るのか？」「苦情のない事業所は質の高いリハビリテーションサービスを提供しているのか？」などを考える必要がある．苦情は利用者・利用者家族の「意見」として捉え，コミュニケーションのきっかけとして，積極的に応えていくことが重要である．苦情には，普段よりさらに冷静で誠実な対応が必要となり，業務における最優先事項として対応していく必要がある．訪問リハビリテーションは1人で居宅サービスを実施する特質上，より冷静に対応する必要がある．以下に，受付からの流れをステップごとに示すので，是非とも参考にしてもらいたい（**図1**）．

1．受 付

苦情の対応において，最も重要なのが受付である．苦情を申し出るということは，訪問リハビリテーションサービスなどへの「不満の表明」であ

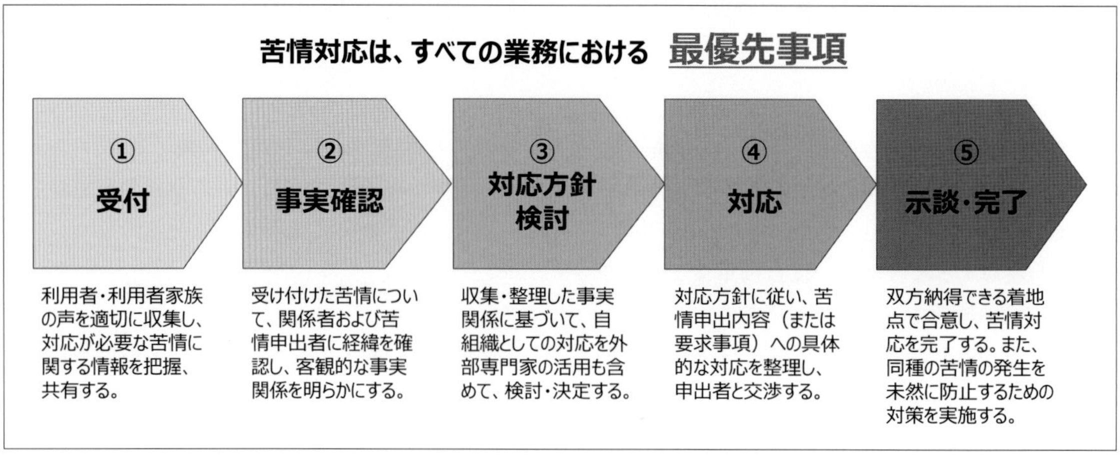

図 1．苦情対応のフロー

（出典：弊社にて作成）

り，苦情を申し出る方の心情を考え，対応していくことが必要となる．苦情申出者は利用者または利用者家族が大半であるが，その声を適切に把握し，対応が必要な苦情に関する情報を把握し，共有することが大切である．ポイントは，受付時に，まずお詫び・お見舞いの言葉を述べ，感情の鎮静化を図ることである．相手の話は途中で遮らず，申し出内容を最後まで聞き，理解・共感を態度で示すことである．自分の意見を主張したり，反論や無感情といったことは避けるべき対応である．また，申し出内容の正確な把握をするためには，5W1H で整理し，相手の申し出を復唱し，確認しながら対応することも大切である．

2．事実の確認

受け付けた苦情については，関係者および苦情申出者に経緯を確認し，客観的な事実関係を明らかにする必要がある．ポイントは，苦情申出者の情報や過去の苦情歴の有無，苦情に関わっている担当者の認識を確認し，苦情申出者に確認しなくてもわかることは調べておくことである．

事実確認には，現場・現物・現実の「三現主義」という考え方がある．苦情の内容が利用者の怪我や物の損壊などであれば，現場に行き，現物を見て，現実に確認した事実に基づいて行動することが必要である．受付時の情報だけでは，苦情の全体像が把握できない場合があるため，言った，言わないの水掛け論にならないように，事業所から

は2人以上で面談することが重要である．

3．対応方針の検討

収集・整理した事実に基づいて，自組織としての対応を検討し，深刻な場合や困難な事案の場合では外部専門家の活用も含めて検討して決定する．ポイントは，事実に基づく苦情の問題点を洗い出し，整理することである．客観的な視点が必要となるため，個人だけでなく，必ず組織で検討することが重要である．法律や社内規定と照らし合わせた事業所側の落ち度やそのレベル，責任範囲を把握し，「お詫びする点」「利用者・利用者家族に理解を求めなければならない点」「譲れない点」を整理し，対応方針を決定する．その際，ワーストシナリオを想定し，解決不能とならないように協議の着地点を検討しておくことも大切である．

4．苦情申出者への対応

対応方針に従い，苦情申し出内容への具体的な対応を整理し，苦情申出者と交渉する．ポイントは，とにかくあらゆる方法で「誠意」を伝えることである．原則，面談で実施し，身だしなみ，挨拶，お詫びの言葉，傾聴，相槌，口調などに特に注意する必要がある．場合によっては菓子折りを持参することも検討する．

また，対応時には事前に論点を整理し，相手のペースに流されないように努める必要がある．苦情申出者は，様々な心情を思いのままに話をすることが多いため，「対応方針の検討」で整理した，

「お詫びする点」「利用者・利用者家族に理解を求めなければならない点」「譲れない点」を対応中においても常に整理しながら話を聴くことが大切である．そして，苦情申出者の心情を認めようと努め，頭から否定したりせず，話を遮らない姿勢で最後まで丁寧に聴くことである．

5. 示談・完了

双方納得できる着地点で合意した場合には，苦情対応は完了となる．また，大切なのは，同種の苦情の発生を未然に防止するための対策を完了時に行うことである．

苦情申出者には，迷惑をかけたことに対するあらためてのお詫びに加え，ご意見をいただいたことに対するお礼をし，後に水掛け論にならないように，覚書や示談書などの書面を作成し・取付けておくことが良いとされている．過当な要求があり，解決が困難な場合は，1人で悩まずに弁護士に相談し対応することも視野に入れる．

対応完了後は，苦情が解決したことを，関係各部へ報告し，真に解決したかどうかを判断することも必要である．また，苦情の根本的な原因を解明し，再発防止策を策定し，組織内に周知を徹底することが，同様の苦情の軽減につながる．

上記に示した1. ～5. がトラブル（苦情）対応の基本的なステップである．不適切な対応はさらなる苦情を発生させることもあることから，細心の注意と組織的な対応が求められる．

特に訪問リハビリテーションの場合，利用者または利用者家族が事業所や担当の介護支援専門員へ苦情を申し出ないと把握できないリスクがあることを認識しておく必要がある．訪問担当者が苦情を受け付けたとしても，その内容を黙っていれば事業所にはわからないため，訪問担当者からいかに速やかに報告・連絡・相談してもらうかは事業所の管理者にとっては重要な課題である．またどのような内容が苦情に該当するのか，正しく認識してもらうためには訪問担当者への教育が欠かせない．

利用者または利用者家族からの苦情や意見に応えることは，トラブル回避だけではなく，これまで気づかなかったサービス提供の問題点を改善することにつながるため，組織的に苦情対応の整備をすることが重要である．

おわりに

訪問リハビリテーションは，医療人としての知識・技術のみならず社会人としてのマナーを身に付けておかなければ，トラブルに巻き込まれる確率は他のリハビリテーションサービスよりも高いと言える．また，利用者宅へ1人で伺い，閉塞的な環境の中で対応しなければならない状況下でもあることから，トラブルが発生した際に，冷静に対応できるように準備が必要であり，トラブルの対応として事前管理と事後対応の周知・教育が必須である．

我が国では，地域包括ケアシステムが推進されており，訪問リハビリテーションは，在宅生活を支援するサービスとして，重要な役割を担っている．トラブル対応の管理を徹底しつつ，訪問リハビリテーション事業所がより一層飛躍し，地域のリハビリテーションの支えとなることを切に願う．

文　献

1) 厚生労働省：第182回　社会保障審議会介護給付費分科会，資料4　訪問リハビリテーション
2) 厚生労働省：介護給付費等実態統計　令和3年1月審査分
3) 厚生労働省：第182回　社会保障審議会介護給付費分科会，資料3　訪問看護
4) 大熊仁美ほか：訪問リハビリテーションに関するトラブルと事故—2年間の調査報告および今後の教育研修への一考察—，日本理学療法士協会関東甲信越ブロック協議会　生活環境支援系，第26回関東甲信越ブロック理学療法士学会，2007.
5) MS＆ADインシュアランスグループ　㈱インターリスク総研　砂川直樹，佐藤　崇：かんたん！福祉施設のリスクマネジメント80のポイント，筒井書房，2010.
Summary 福祉施設のリスクマネジメントのポイントをわかりやすく解説している書籍.

病院と在宅をつなぐ
脳神経内科の摂食嚥下障害
―病態理解と専門職の視点―

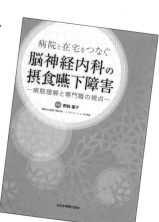

 編著　野﨑 園子

関西労災病院 神経内科・リハビリテーション科 部長

2018 年 10 月発行　B5 判　156 頁
定価 4,950 円(本体 4,500 円＋税)

「疾患ごとのわかりやすい病態解説＋13 の専門職の視点からの解説」
在宅医療における脳神経内科の患者の摂食嚥下障害への介入が丸わかり！さらに、Q&A
形式でより具体的な介入のコツとワザを解説しました。在宅医療に携わるすべての方に
お役立ていただける一冊です！

Contents

 全日本病院出版会　〒113-0033 東京都文京区本郷 3-16-4　Tel:03-5689-5989
www.zenniti.com　Fax:03-5689-8030

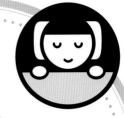

読めばわかる！

臨床不眠治療

―睡眠専門医が伝授する不眠の知識―

著 **中山明峰** 名古屋市立大学睡眠医療センター長

2019年6月発行　B5判　96頁
定価 3,300円（本体 3,000円＋税）

睡眠専門医の中山明峰先生による、不眠治療のノウハウがこの1冊に！

2018年度診療報酬改定に伴って、睡眠薬処方に大きな変化が生まれた今、知っておくべき不眠治療の知識が凝縮されています。
不眠治療に関わるすべての医師に必要な不眠の知識を、中山信一氏のイラストとともにわかりやすく解説！

好評

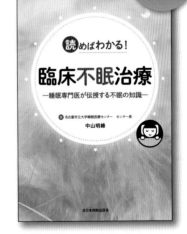

CONTENTS

1. はじめに
2. 睡眠の基礎知識
3. 不眠症（不眠障害）とは
4. 睡眠薬の過去～現在
5. ベンゾジアゼピン製剤の問題点と離脱
6. ガイドラインが意図するところ
7. 睡眠薬の現在～未来
8. 症例提示
● 巻末付録

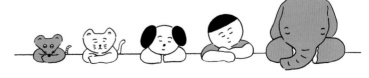

 全日本病院出版会
〒113-0033 東京都文京区本郷 3-16-4　Tel：03-5689-5989
www.zenniti.com　Fax：03-5689-8030

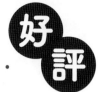
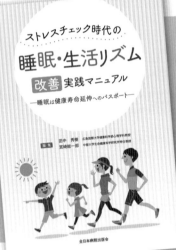
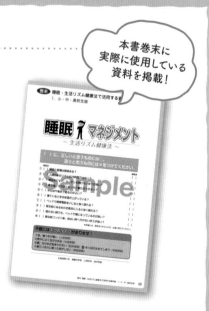

全日本病院出版会のホームページの
"きっとみつかる特集コーナー"をご利用下さい!!

☺学会売上好評書籍のご案内や関連特集本コーナーで欲しい書籍が見つかりやすくなりました。

☺定期雑誌の最新号や、新刊書籍の情報をすばやくお届けします。

☺検索キーワードの入力でお探しの本がカンタンに見つかる、便利な「検索機能」付きです。

☺雑誌・書籍の目次、各論文のキーポイントも閲覧できます。

click

zenniti.com

全日本病院出版会	検索

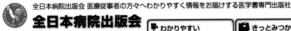

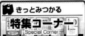

全日本病院出版会 公式 twitter やっています!

全日本病院出版会
@zenniti_info
医学書専門出版社として、臨床を中心に医学出版活動をしております。月刊誌「Monthly Book」シリーズOrthopaedics・Derma・Medical Rehabilitation・ENTONI・OCULISTA、PEPARS、季刊誌 J.MIOSをは

プロフィールを編集

弊社の書籍・雑誌の新刊情報、好評書のご案内を中心に、タイムリーな情報を発信いたします!
全日本病院出版会公式アカウント (**@zenniti_info**) をぜひご覧ください!

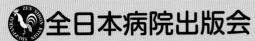
全日本病院出版会
www.zenniti.com

〒113-0033 東京都文京区本郷 3-16-4　Tel:03-5689-5989
Fax:03-5689-8030

FAX による注文・住所変更届け

改定：2015 年 1 月

　毎度ご購読いただきましてありがとうございます.

　読者の皆様方に小社の本をより確実にお届けさせていただくために，FAX でのご注文・住所変更届けを受けつけております. この機会に是非ご利用ください.

◇ご利用方法

　FAX 専用注文書・住所変更届けは，そのまま切り離して FAX 用紙としてご利用ください. また，注文の場合手続き終了後，ご購入商品と郵便振替用紙を同封してお送りいたします. **代金が 5,000 円をこえる場合，代金引換便とさせて頂きます**. その他，申し込み・変更届けの方法は電話，郵便はがきも同様です.

◇代金引換について

　本の代金が 5,000 円をこえる場合，代金引換とさせて頂きます. 配達員が商品をお届けした際に，現金またはクレジットカード・デビットカードにて代金を配達員にお支払い下さい(本の代金＋消費税＋送料). (※年間定期購読と同時に 5,000 円をこえるご注文を頂いた場合は代金引換とはなりません. 郵便振替用紙を同封して発送いたします. 代金後払いという形になります. 送料は定期購読を含むご注文の場合は頂きません)

◇年間定期購読のお申し込みについて

　年間定期購読は，1 年分を前金で頂いておりますため，代金引換とはなりません. 郵便振替用紙を本と同封または別送いたします. 送料無料，また何月号からでもお申込み頂けます.

　毎年末，次年度定期購読のご案内をお送りいたしますので，定期購読更新のお手間が非常に少なく済みます.

◇住所変更届けについて

　年間購読をお申し込みされております方は，その期間中お届け先が変更します際，必ずご連絡下さいますようよろしくお願い致します.

◇取消，変更について

　取消，変更につきましては，お早めに FAX，お電話でお知らせ下さい.

　返品は，原則として受けつけておりませんが，返品の場合の郵送料はお客様負担とさせていただきます. その際は必ず小社へご連絡ください.

◇ご送本について

　ご送本につきましては，ご注文がありましてから約 1 週間前後とみていただきたいと思います. お急ぎの方は，ご注文の際にその旨をご記入ください. 至急送らせていただきます. 2～3 日でお手元に届くように手配いたします.

◇個人情報の利用目的

　お客様から収集させていただいた個人情報，ご注文情報は本サービスを提供する目的(本の発送，ご注文内容の確認，問い合わせに対しての回答等)以外には利用することはございません.

　その他，ご不明な点は小社までご連絡ください.

株式会社　全日本病院出版会　　〒113-0033 東京都文京区本郷 3-16-4-7F
電話 03(5689)5989　FAX03(5689)8030　郵便振替口座 00160-9-58753

FAX 専用注文書

ご購入される書籍・雑誌名に○印と冊数をご記入ください

○	書　籍　名	定価	冊数
	健康・医療・福祉のための睡眠検定ハンドブック up to date	¥4,950	
	輝生会がおくる！リハビリテーションチーム研修テキスト	¥3,850	
	ポケット判　主訴から引く足のプライマリケアマニュアル	¥6,380	
	まず知っておきたい！がん治療のお金，医療サービス事典	¥2,200	
	カラーアトラス　爪の診療実践ガイド　改訂第2版	¥7,920	
	明日の足診療シリーズI 足の変性疾患・後天性変形の診かた	¥9,350	
	運動器臨床解剖学—チーム秋田の「メゾ解剖学」基本講座—	¥5,940	
	ストレスチェック時代の睡眠・生活リズム改善実践マニュアル	¥3,630	
	超実践！がん患者に必要な口腔ケア	¥4,290	
	足関節ねんざ症候群—足くびのねんざを正しく理解する書—	¥5,500	
	読めばわかる！臨床不眠治療—睡眠専門医が伝授する不眠の知識—	¥3,300	
	骨折治療基本手技アトラス—押さえておきたい10のプロジェクト—	¥16,500	
	足育学　外来でみるフットケア・フットヘルスウェア	¥7,700	
	四季を楽しむビジュアル嚥下食レシピ	¥3,960	
	病院と在宅をつなぐ 脳神経内科の摂食嚥下障害—病態理解と専門職の視点—	¥4,950	
	睡眠からみた認知症診療ハンドブック—早期診断と多角的治療アプローチ—	¥3,850	
	肘実践講座　よくわかる野球肘　肘の内側部障害—病態と対応—	¥9,350	
	医療・看護・介護で役立つ嚥下治療エッセンスノート	¥3,630	
	こどものスポーツ外来—親もナットク！このケア・この説明—	¥7,040	
	野球ヒジ診療ハンドブック—肘の診断から治療，検診まで—	¥3,960	
	見逃さない！骨・軟部腫瘍外科画像アトラス	¥6,600	
	肘実践講座 よくわかる野球肘　離断性骨軟骨炎	¥8,250	
	これでわかる！スポーツ損傷超音波診断 肩・肘＋α	¥5,060	
	達人が教える外傷骨折治療	¥8,800	
	ここが聞きたい！スポーツ診療 Q & A	¥6,050	
	訪問で行う 摂食・嚥下リハビリテーションのチームアプローチ	¥4,180	

バックナンバー申込（※ 特集タイトルはバックナンバー 一覧をご参照ください）

✿メディカルリハビリテーション(No)

No_____ No_____ No_____ No_____ No_____
No_____ No_____ No_____ No_____ No_____

✿オルソペディクス(Vol/No)

Vol/No_____ Vol/No_____ Vol/No_____ Vol/No_____ Vol/No_____

年間定期購読申込

✿メディカルリハビリテーション　　　　　No.　　　　　から

✿オルソペディクス　　　　　Vol.　　　No.　　　から

TEL：	（　　　）	FAX：	（　　　）

ご住所	〒		
フリガナ		診療科目	
お名前		要捺印	

FAX 03-5689-8030 全日本病院出版会行

年　　月　　日

住 所 変 更 届 け

お 名 前	フリガナ	
お客様番号		毎回お送りしています封筒のお名前の右上に印字されております8ケタの番号をご記入下さい。
新お届け先	〒　　　　　都 道 　　　　　　府 県	
新電話番号	（　　　　　）	
変更日付	年　　月　　日より	月号より
旧お届け先	〒	

※ 年間購読を注文されております雑誌・書籍名に✓を付けて下さい。

- ☐ Monthly Book Orthopaedics （月刊誌）
- ☐ Monthly Book Derma. （月刊誌）
- ☐ 整形外科最小侵襲手術ジャーナル （季刊誌）
- ☐ Monthly Book Medical Rehabilitation （月刊誌）
- ☐ Monthly Book ENTONI （月刊誌）
- ☐ PEPARS （月刊誌）
- ☐ Monthly Book OCULISTA （月刊誌）

FAX 03-5689-8030

全日本病院出版会行

MEDICAL REHABILITATION

バックナンバー一覧

各号定価 2,750 円(本体 2,500 円＋税)．(増刊・増大号を除く)
在庫僅少品もございます．品切の場合はご容赦ください．
(2022 年 10 月現在)

掲載されていないバックナンバーにつきまし
ては，弊社ホームページ(www.zenniti.com)
をご覧下さい．

2023 年　年間購読　受付中！
年間購読料　40,150 円(消費税込) (送料弊社負担)
(通常号 11 冊＋増大号 1 冊＋増刊号 1 冊：合計 13 冊)

click

全日本病院出版会　　　　　　　　　検 索

次号予告

脳血管障害の片麻痺患者への
リハビリテーション治療マニュアル

No. 282（2022 年 12 月号）

編集企画／東京慈恵会医科大学主任教授
安保雅博

編集主幹：宮野佐年　医療法人財団健貢会総合東京病院
　　　　　　　　　　　リハビリテーション科センター長
　　　　　水間正澄　医療法人社団輝生会理事長
　　　　　　　　　　　昭和大学名誉教授

No.281　編集企画：
和田真一　森山リハビリテーションクリニック院長

Monthly Book Medical Rehabilitation　No.281

2022 年 11 月 15 日発行（毎月 1 回 15 日発行）
定価は表紙に表示してあります．
Printed in Japan

発行者　末　定　広　光
発行所　株式会社　全日本病院出版会
〒 113-0033　東京都文京区本郷 3 丁目 16 番 4 号 7 階
電話 (03) 5689-5989　Fax (03) 5689-8030
郵便振替口座 00160-9-58753

印刷・製本　三報社印刷株式会社　　電話 (03)3637-0005
広告取扱店　㈱日本医学広告社　　電話 (03)5226-2791

© ZEN・NIHONBYOIN・SHUPPANKAI, 2022